「サイエンス」×「超高齢社会」で紐解く

根面う蝕の臨床戦略

[監著]
杉原直樹
高柳篤史

[著]
石原和幸　遠藤眞美　大鶴 洋
久保至誠　佐藤秀一　鈴木誠太郎
福島正義　見明康雄　宮崎真至
桃井保子

クインテッセンス出版株式会社　2018

Berlin, Barcelona, Chicago, Istanbul, London, Milan, Moscow, New Delhi, Paris, Prague, São Paulo,
Seoul, Singapore, Tokyo, Warsaw

刊行にあたって

　Cariologyは、1889年にう蝕発病の化学細菌説を提唱したW.D.Millerから始まった。そしてほぼ同時期にう蝕の病理学、歯のフッ素症、歯科治療法までを幅広く研究し、さらに臨床家でもあったG.V.Black、1930年代にう蝕とフッ化物の疫学研究を行い今日のう蝕予防のためのフッ化物応用の基礎を築いたH.T.Dean、1960年代に動物実験によりう蝕を誘発するのが特定のレンサ球菌であることを証明し、う蝕の発病モデル（3つの輪）を示したP.H.Keyes、1990年代に根面う蝕を含むう蝕研究より新たなう蝕発病モデルを示し、Cariologyを体系づけてまとめたO.Fejerskovなど、多数の先人達によって、これまで約130年間にわたって研究、臨床、公衆衛生が展開されてきた。このような先人達の英知と行動の上に本書が成り立っていることを決して忘れてはならない。

　Cariologyの進展の結果、欧米諸国においては1970年代から、日本においても1980年代から小児う蝕は減少に転じている。小児う蝕の減少の一方で、欧米諸国においては、1980年代より根面う蝕の研究が数多く報告されるようになった。また日本においても1990年代から人口の高齢化や要介護高齢者の急増にともなって、高齢者の歯科治療が注目され始めるとともに、根面う蝕の研究や臨床が活発に展開されている。しかしながら本書で示したように、高齢者の現在歯数の増加とともに日本における根面う蝕の有病状況が増加しているのか、あるいは近年のフッ化物応用を中心とした予防の展開により減少しているのかもわかっていないのが現状である。

　根面う蝕の研究、臨床、公衆衛生活動に携わる人々、治療や予防の製品を開発している企業の方々、あるいはこれから歯科保健医療に携わる学生にとって、本書がわずかでも意義のあるものになれば監修者として非常にうれしい。さらに、日本および世界の人々のう蝕の予防および治療に本書が貢献できるのなら何よりの喜びである。

＊　＊　＊

　本書の製作にあたっては、分担執筆者の一人ひとりが今までの研究や臨床経験を生かして、時間の制約のある中で最大に努力して執筆されたことに本当に感謝いたします。また、本書を刊行するにあたり、企画から編集作業まで分担執筆者および監修者を粘り強くサポートしてくださったクインテッセンス出版株式会社・編集部の大谷亜希子氏と木村一輝氏に感謝申しあげます。

　最後に、私たち監修者の共通の恩師であり、手に余る大学院生だった私たちをここまで育ててくださった、東京歯科大学衛生学講座・高江洲義矩名誉教授に深謝いたします。

2018年3月末日
監修　杉原直樹、高柳篤史
（東京・水道橋にて）

巻頭口絵で見る・知る 根面う蝕 （監修：高柳篤史・高柳歯科医院）

高齢者人口の増加

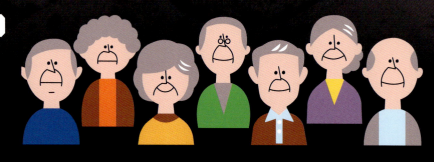

多くの歯が保たれている

平成28年歯科疾患実態調査（1人平均現在歯数の推移、年齢階級別）

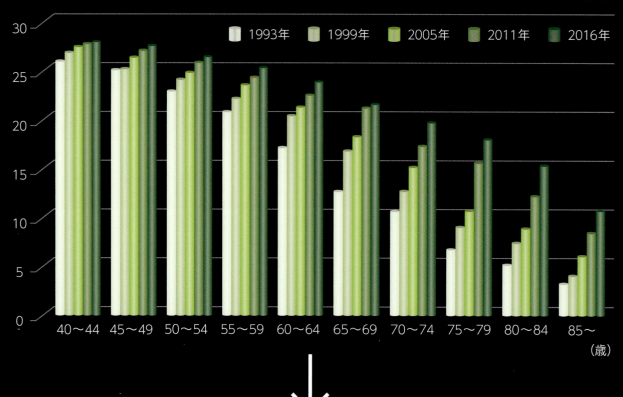

根面う蝕は超高齢社会の口腔保健における最大の課題の1つ！

　65歳以上の人口割合がすでに21%を超え超高齢社会を迎えました。今後、高齢化はさらに進行して、2025年には65歳以上の人口が30%になると試算されています。そのような中、単に寿命が延びるだけでなく、高齢者が健康を保ち、日常生活に制限なく生活できる期間である健康寿命を延ばすことが求められています。

　健康寿命の延伸においては、食生活がきわめて重要です。生涯にわたり、口腔のトラブルで悩むことなく食生活を楽しむことができるようにするためには、身体機能の低下による高齢者特有の口腔のトラブルへの対応など、歯科医療の果たすべき役割がさらに大きくなってきています。中でも高齢者に多発する根面う蝕は、その対応に苦慮する口腔疾患であり、根面う蝕の予防と治療は超高齢社会における最大の課題の1つと言えます。

　また、8020運動のスローガンが掲げられて以降、社会で多くの取り組みがなされ、高齢者において多くの歯が保たれるようになりました。2016年歯科疾患実態調査では、すでに80歳で50%以上において20歯以上の歯が保たれるようになってきています。そして今後、歯周病のリスク管理の向上等により多くの歯が保たれることが予測されます。高齢になっても多く歯を維持されていることは、食生活において大変望ましいことです。しかし一方で多くの歯が口腔内にあるということは、口腔環境が良好に保たれていないと、う蝕や歯周病などの口腔の困りごとの原因になってしまう可能性が高まります。とりわけ高齢者では、歯肉の退縮により歯根が露出していることが多くなります。そのため、根面う蝕に対するケアが必要になります。

歯冠部う蝕のリスクの低い人も根面う蝕になっている

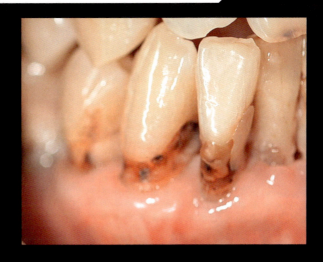

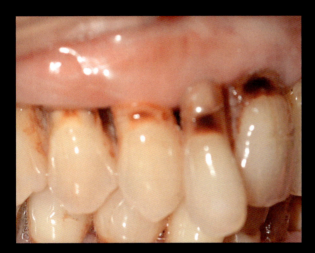

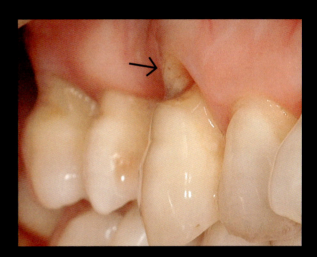

歯冠部う蝕が少なかった人も要注意!

　エナメル質に発生するう蝕は、まずプラークコントロールの不良や発酵性糖質の頻回摂取などが、主な原因として挙げられます。しかしながらプラークコントロールが良好で、発酵性糖質を日常的に頻回摂取しない人においても根面う蝕は発生します。エナメル質う蝕がほとんどなく、う蝕リスクが低いと考えられる人であっても、根面う蝕の進行を止めるのに苦慮することがあります。

　根面う蝕のリスクは、唾液分泌に影響を及ぼす薬を服用しはじめたり、加齢等により口腔周囲筋の機能低下が認められたりすると、急激に高まります。とりわけ、プラークコントロールがそれほど良好ではなくても唾液緩衝能が高く、壮年期まで歯冠部にう蝕が発生しなかった人では、そのような際に、根面う蝕が多発する傾向があります。高齢になって手指の機能低下によりていねいなブラッシングが難しくなることも、根面う蝕の発生を助長します。

　ていねいなブラッシングをしなくても、う蝕が発生しなかった人では、う蝕予防に対するセルフケア習慣の認識が高くない場合があり、さらに長年つづけてきた生活習慣を変えるのが難しかったりします。そのような人では、壮年期以降での露出根面におけるう蝕発生の予防に、特に注意が必要になります。

巻頭口絵で見る・知る 根面う蝕 （監修：高柳篤史・高柳歯科医院）

定期健診時 　55歳男性、喫煙者。初診から15年経過の状態。

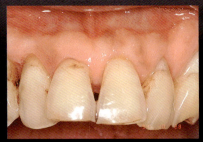
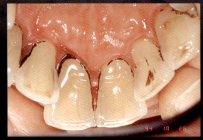
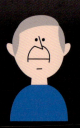

全身的な疾患による入院

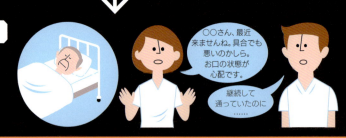

唾液による保護機能の低下／セルフケア不良／口腔周囲筋の機能低下／定期健診中断

定期健診中断後の再来院時 　胃がん手術後の来院時（6年後）。根面う蝕が多発。

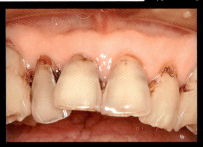
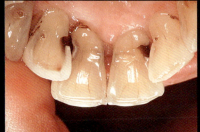
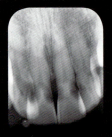

（症例写真は東京都開業・三上直一郎先生のご厚意による）

根面う蝕の進行を加速させるのは"唾液分泌低下"

　近年、口腔衛生意識の高まりにより、歯科医院で定期的なケアを受けている方が多くなりました。定期的なケアを受けている方では、歯を良好に保たれている方が多いです。しかし、そのような方が体調を崩して入院され、しばらく歯科受診ができず、退院後に久しぶりに受診されたときには口腔内環境が急激に悪化しており、無力な思いをした歯科医療者は少なくないことでしょう。せっかく定期健診を受診され、長期にわたり口腔内を良好な状態に保つことができても、短期間に根面う蝕が多発するなどして、多くの歯を失う引き金になることがあります。
　さらに、在宅における口腔管理においても、根面う蝕の多発はもっとも頭を悩ませる課題の1つです。要介護高齢者では、口腔乾燥が認められることが多く、その原因はさまざまあり、唾液緩衝能や再石灰化能などの唾液による歯質の保護力が低下しているために、健常成人に比べてう蝕が発生しやすいです。しかも、要介護高齢者では十分なセルフケアが困難であることが多く、根面う蝕のリスクがきわめて高くなります。
　唾液分泌低下などにより、唾液の再石灰化能が低下している場合には、多歯面に根面う蝕が発生し、その進行もきわめて速いため、対応に苦慮します。根面う蝕が進行し、歯肉縁下や歯髄に及ぶと、治療における歯への侵襲が大きくなるだけでなく、咬合力により歯冠が根元から破折するなどすると、急激なQOLの低下を招くおそれがあります。

根面う蝕の治療が抱える問題

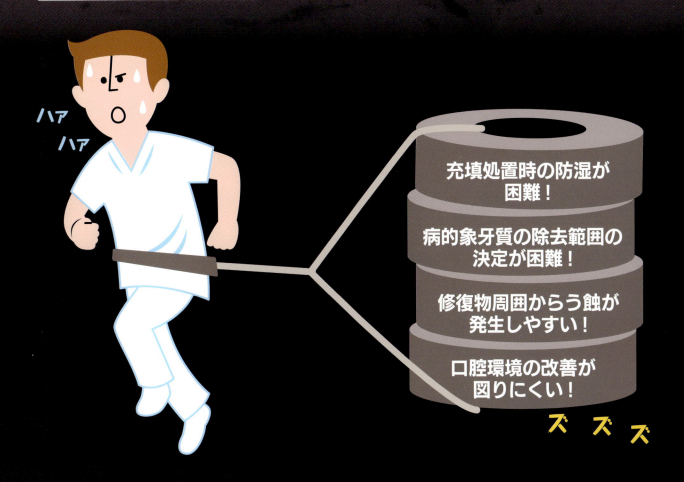

象牙質の特徴が根面う蝕の治療を困難にさせる

根面う蝕は、その発生部位が歯頸部にあることから、充填処置を行う際に歯肉溝浸出液などからの防湿が必要であり、特に充填時の窩洞の歯頸壁の防湿が不完全なことによる辺縁漏洩には、十分に気をつける必要があります。とりわけ、う窩が歯肉縁下にまで及んでいる場合には、充填前に歯肉の状態のコントロールを行い、歯肉溝浸出液への対応が必須です。

根面う蝕の修復処置を難しくしているのは、歯肉溝浸出液だけではありません。エナメル質は無機質が97%で構成されているのに対し象牙質は60%程度で、象牙質にはコラーゲンなどの有機質が含まれています。また象牙質には直径が数μmの象牙細管が存在し、歯質内に病原細菌が容易に侵入してとどまりやすくなります。そのためカルシウムの流出は、根面の最表面のみからだけではありません。さらに、脱灰によってカルシウムが流出した後でも有機質が残存しており、健康象牙質とカルシウム濃度が低下した象牙質（病的象牙質）との境界がわかりにくく、病的象牙質の除去範囲の決定には苦慮することが多いです。病的象牙質を除去して修復治療を行ったとしても、修復治療をした周囲の象牙質のミネラル密度は低下しているため、充填物の周囲より新たにう蝕が発生しやすいです。すなわち、たとえ病的歯質を完全に除去しても、歯根面の環境の改善がなければ、修復物周囲からのう蝕の発生を防ぐことは難しいです。このことは、歯冠部う蝕にも言えることですが、根面は歯冠部と異なり、修復物周囲に象牙質が露出しているため、修復後もう蝕リスクが高い状態が持続します。とりわけ、唾液分泌低下などのために再石灰化能が低下しているときには、口腔清掃状態の改善を図っただけでは二次う蝕の発生を完全に防ぐことは困難な場合が多いです。

巻頭口絵で見る・知る 根面う蝕　（監修：高柳篤史・高柳歯科医院）

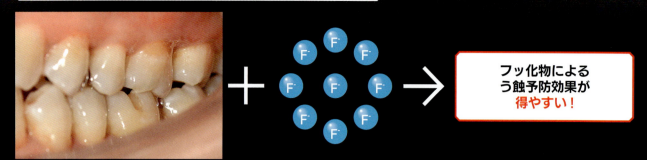

唾液十分、プラークコントロール良好 ＋ F⁻ → フッ化物によるう蝕予防効果が **得やすい！**

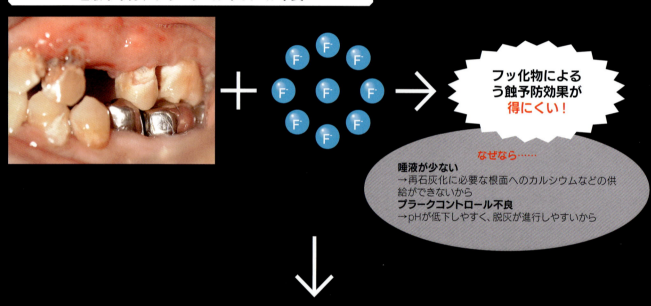

唾液不十分、プラークコントロール不良 ＋ F⁻ → フッ化物によるう蝕予防効果が **得にくい！**

なぜなら……
唾液が少ない
→再石灰化に必要な根面へのカルシウムなどの供給ができないから
プラークコントロール不良
→pHが低下しやすく、脱灰が進行しやすいから

↓

口腔の環境が整わないとフッ化物の効果は得られにくい

　フッ化物は、歯磨剤や歯面塗布などの局所応用を行うと歯面のカルシウムと反応してフッ化カルシウムが生成され、歯の表面にとどまります。そのような歯面が酸にさらされると、フッ化カルシウムが溶解して、フッ化物イオンを放出します。そしてこのフッ化物イオンがカルシウムの溶出を防いだり、脱灰した歯面の再石灰化にはたらきます。

　象牙質のアパタイトの結晶はエナメル質のものより小さく、フッ化物を取り込みやすいです。さらに、象牙質には象牙細管があり、エナメル質に比べて粗造で、単位面積あたりの表面積が大きいことも、フッ化物の取り込みには有利です。そのため象牙質表層に十分なカルシウムが存在して、唾液からカルシウムやリンが供給されれば、フッ化物を用いることで高い予防効果を得ることができます。

　ところが、唾液分泌低下が原因で根面の脱灰によりカルシウム密度が低下し、コラーゲンのみが残っている根面では、十分にフッ化カルシウムが生成されず、フッ化物の局所応用を行ってもフッ化物がとどまりにくいために、う蝕予防効果を得ることは困難です。たとえ歯根の表面にフッ化物イオンが残留したとしても、唾液分泌低下のある口腔内では、十分なカルシウムの供給がなされず、再石灰化にはたらきにくいです。

　上記のことから唾液分泌低下にともない、多数の根面う蝕が発生するような口腔環境では、エナメル質に対するフッ化物応用と同様の対応では、予防効果は得にくくなります。このような場合、効果を得るにはフッ化ジアンミン銀（サホライド®）やフッ化物バーニッシュなどの高濃度フッ化物の頻回応用が必要になります。

　フッ化ジアンミン銀は銀による抗菌作用によって、プラークの形成が抑制されるだけでなく、病変部にフッ化物がとどまることによって再石灰化がうながされ、歯の硬度の回復も期待でき、その有効性が確認されています。ただし、応用した歯面が銀の着色により黒変するため審美的な課題があり、前歯部などには応用がためらわれます。また根面う蝕の進行抑制に海外ではフッ化物濃度1,500ppmを超える歯磨剤が用いられていますが、国内で1,500ppmを超える歯磨剤は市販されておらず、入手が難しいのが実状です。

根面う蝕の治療が抱える問題

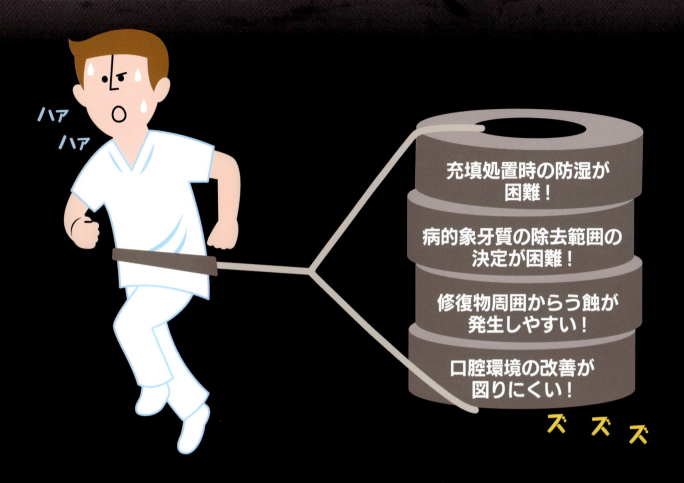

象牙質の特徴が根面う蝕の治療を困難にさせる

　根面う蝕は、その発生部位が歯頸部にあることから、充填処置を行う際に歯肉溝浸出液などからの防湿が必要であり、特に充填時の窩洞の歯頸壁の防湿が不完全なことによる辺縁漏洩には、十分に気をつける必要があります。とりわけ、う窩が歯肉縁下にまで及んでいる場合には、充填前に歯肉の状態のコントロールを行い、歯肉溝浸出液への対応が必須です。

　根面う蝕の修復処置を難しくしているのは、歯肉溝浸出液だけではありません。エナメル質は無機質が97％で構成されているのに対し象牙質は60％程度で、象牙質にはコラーゲンなどの有機質が含まれています。また象牙質には直径が数μmの象牙細管が存在し、歯質内に病原細菌が容易に侵入してとどまりやすくなります。そのためカルシウムの流出は、根面の最表面のみからだけではありません。さらに、脱灰によってカルシウムが流出した後でも有機質が残存しており、健康象牙質とカルシウム濃度が低下した象牙質（病的象牙質）との境界がわかりにくく、病的象牙質の除去範囲の決定には苦慮することが多いです。病的象牙質を除去して修復治療を行ったとしても、修復治療をした周囲の象牙質のミネラル密度は低下しているため、充填物の周囲より新たにう蝕が発生しやすいです。すなわち、たとえ病的歯質を完全に除去しても、歯根面の環境の改善がなければ、修復物周囲からのう蝕の発生を防ぐことは難しいです。このことは、歯冠部う蝕にも言えることですが、根面は歯冠部と異なり、修復物周囲に象牙質が露出しているため、修復後もう蝕リスクが高い状態が持続します。とりわけ、唾液分泌低下などのために再石灰化能が低下しているときには、口腔清掃状態の改善を図っただけでは二次う蝕の発生を完全に防ぐことは困難な場合が多いです。

巻頭口絵で見る・知る根面う蝕 （監修：高柳篤史・高柳歯科医院）

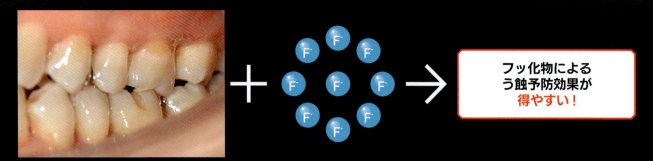

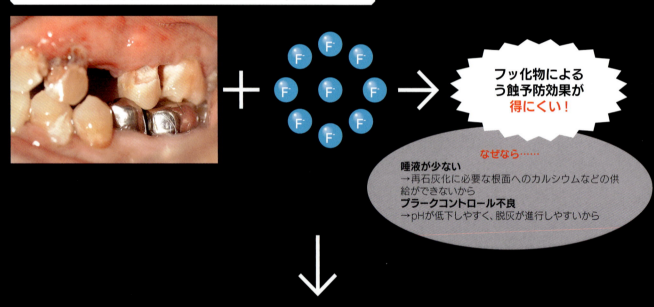

口腔の環境が整わないとフッ化物の効果は得られにくい

　フッ化物は、歯磨剤や歯面塗布などの局所応用を行うと歯面のカルシウムと反応してフッ化カルシウムが生成され、歯の表面にとどまります。そのような歯面が酸にさらされると、フッ化カルシウムが溶解して、フッ化物イオンを放出します。そしてこのフッ化物イオンがカルシウムの溶出を防いだり、脱灰した歯面の再石灰化にはたらきます。

　象牙質のアパタイトの結晶はエナメル質のものより小さく、フッ化物を取り込みやすいです。さらに、象牙質には象牙細管があり、エナメル質に比べて粗造で、単位面積あたりの表面積が大きいことも、フッ化物の取り込みには有利です。そのため象牙質表層に十分なカルシウムが存在して、唾液からカルシウムやリンが供給されれば、フッ化物を用いることで高い予防効果を得ることができます。

　ところが、唾液分泌低下が原因で根面の脱灰によりカルシウム密度が低下し、コラーゲンのみが残っている根面では、十分にフッ化カルシウムが生成されず、フッ化物の局所応用を行ってもフッ化物がとどまりにくいために、う蝕予防効果を得ることは困難です。たとえ歯根の表面にフッ化物イオンが残留したとしても、唾液分泌低下のある口腔内では、十分なカルシウムの供給がなされず、再石灰化にはたらきにくいです。

　上記のことから唾液分泌低下にともない、多数の根面う蝕が発生するような口腔環境では、エナメル質に対するフッ化物応用と同様の対応では、予防効果は得にくくなります。このような場合、効果を得るにはフッ化ジアンミン銀（サホライド®）やフッ化物バーニッシュなどの高濃度フッ化物の頻回応用が必要になります。

　フッ化ジアンミン銀は銀による抗菌作用によって、プラークの形成が抑制されるだけでなく、病変部にフッ化物がとどまることによって再石灰化がうながされ、歯の硬度の回復も期待でき、その有効性が確認されています。ただし、応用した歯面が銀の着色により黒変するため審美的な課題があり、前歯部などには応用がためらわれます。また根面う蝕の進行抑制に海外ではフッ化物濃度1,500ppmを超える歯磨剤が用いられていますが、国内で1,500ppmを超える歯磨剤は市販されておらず、入手が難しいのが実状です。

象牙質には多数の細管が存在する

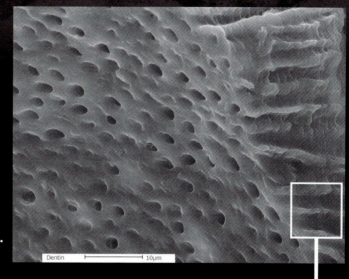

(写真は東京歯科大学組織・発生学講座・見明康雄先生のご厚意による)

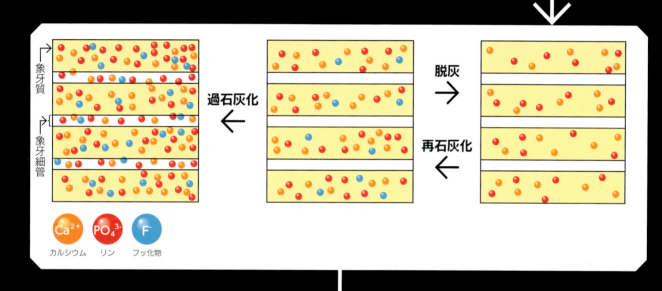

根面の耐酸性を高め、細菌の進入路を断つことが重要

　エナメル質のう蝕による脱灰は、表面下で発生することが多いですが、根面の露出象牙質は有機物が多く、多孔質であることなど、エナメル質とは構造が異なるために、エナメル質に認められるような表面下脱灰が起きることが少なく、多くは表層からの脱灰で、実質欠損が生じます。根面表層でのフッ化物濃度が高くなっている場合などでは、露出象牙質においても、表面下の方が、より多くのミネラルの溶出が生じることもありますが、エナメル質での表面下脱灰の際の表層よりはミネラルの密度が低くなります。

　また、唾液が十分にあり再石灰化環境になれば、象牙質においても再石灰化します。しかも象牙質は、細管が存在するだけなく、表層のミネラル密度が低く、多孔性であるために、カルシウムやリンが象牙質内部まで入りやすいです。再石灰化環境になれば、エナメル質に比べて再石灰化しやすくなります。さらに、象牙質の本来の構造と関係なく、象牙細管部の空隙も石灰化するため、本来の象牙質部よりも耐酸性が高くなるだけでなく（過石灰化）、細管が無機物で閉鎖されるため、細菌や酸の象牙質内部への侵入を防ぐことが可能になります。

　しかしながら、多発性の根面う蝕が認められる口腔内では、唾液分泌低下などにより、十分な再石灰化環境が得られず、また、細管を通じて細菌が象牙質内部にまで侵入していることが、象牙質の再石灰化の妨げになっています。根面で再石灰化をうながすには、細菌の侵入した病的象牙質を適切に取り除き、根面周囲の再石灰化環境をいかに作っていくのかが課題となります。そのため、唾液分泌低下などにより根面の周囲の環境が悪化して再石灰化環境が得にくくなり、脱灰が起きて象牙質表面のミネラル濃度が低下する前に、露出根面に対してフッ化物を適切に使用して、露出根面の耐酸性を高めておくことが、根面う蝕の予防において重要です。

CONTENTS

巻頭口絵で見る・知る根面う蝕 ——4
〈高柳篤史〉

- 根面う蝕は超高齢社会の口腔保健における最大の課題の1つ! ——4
- 歯冠部う蝕が少なかった人も要注意! ——5
- 根面う蝕の進行を加速させるのは"唾液分泌低下" ——6
- 象牙質の特徴が根面う蝕の治療を困難にさせる ——7
- 口腔の環境が整わないとフッ化物の効果は得られにくい ——8
- 根面の耐酸性を高め、細菌の進入路を断つことが重要 ——9

PART 1 根面う蝕の疫学 ——13
〈杉原直樹〉

① はじめに―根面う蝕の疫学調査の難しさ― ——14
② 根面う蝕の定義 ——14
③ 根面う蝕の診断基準 ——15
④ 根面う蝕の疾病分布 ——17

PART 2 根面う蝕のリスクファクター ——21
〈杉原直樹〉

① 根面う蝕予防のためのリスクファクターの捉え方 ——22
② 文献からみた根面う蝕のリスクファクター研究 ——22
③ 日本における根面う蝕のリスクファクター研究 ——24
④ リスクファクター研究から予防的アプローチへ ——26

PART 3 根面う蝕と唾液 ——27
〈遠藤眞美／大鶴 洋〉

① 根面う蝕とかかわりが深い唾液の基礎知識 ——28
  ❶ 唾液の分泌メカニズム ——28
  ❷ 唾液の緩衝能 ——29
  ❸ ペリクル ——30
  ❹ 唾液の脱灰抑制 ——30
② ドライマウスの基礎知識 ——32
  ❶ 唾液とドライマウス ——32
  ❷ 根面う蝕に関連の深いドライマウスの状態と原因 ——33
  ❸ ドライマウス予防と根面う蝕 ——40
③ 頭頸部領域の放射線治療による口腔への影響 ——41
  ❶ 頭頸部癌の治療による口腔への副作用 ——41
  ❷ 放射線治療により口腔に現れる急性期障害 ——42
  ❸ 放射線治療により口腔に現れる晩期障害 ——44

CONTENTS

PART 4　根面う蝕の細菌学 —— 47
〈石原和幸〉

① う蝕の成因は歯冠部と根面で異なる —— 48
② 根面う蝕の病因 —— 49
　❶う蝕発症にかかわるデンタルプラークとは —— 49
　❷徐々に解明されつつある、根面う蝕にかかわる菌種 —— 50

PART 5　"ビジュアルでみる"根面う蝕の組織学と病変の進行メカニズム —— 53
〈見明康雄〉

① 根面う蝕の進行 —— 54
　❶写真でみる根面う蝕 —— 54
　❷写真でみる歯頸部う蝕発症プロセス —— 55
② う蝕の進行に関係する歯の構造 —— 56
　❶エナメル質の構造 —— 56
　❷象牙質の構造 —— 59
　❸セメント質の構造 —— 62
③ 表面下脱灰した象牙質は再石灰化するのか —— 63

PART 6　根面う蝕の検査と診断 —— 65
〈桃井保子／久保至誠／福島正義〉

① 早期発見・長期管理で対応したい根面う蝕 —— 66
　❶根面う蝕の治療は歯冠部よりも格段に難しい —— 66
　❷根面う蝕の臨床像にみる、診断・治療の難しさ —— 67
② 根面う蝕の検査は"視診"と"触診"が基本 —— 68
　❶触診による根面う蝕の活動性の評価 —— 68
　❷歯質の色、表面性状、硬さと、う蝕原性細菌数の関係 —— 69
　❸歯科疾患実態調査の根面う蝕診断基準 —— 69
　❹ICDASの根面う蝕診断基準 —— 70
　❺成人用の口腔診査票を活用する —— 72
③ う蝕以外の歯頸部硬組織疾患 —— 72
　❶くさび状欠損 —— 72
　❷アブフラクション —— 73
　❸酸蝕症 —— 74
④ 根面う蝕の切削治療を考える —— 74
　❶切削修復の開始 —— 74
　❷う蝕検知液による染色性 —— 76
　❸歯根象牙質の切削 —— 76
　❹窩洞外形の設定 —— 77

CONTENTS

PART 7 根面う蝕の治療 ————————————————— 79
〈宮崎真至／佐藤秀一〉

① 修復材料の選択と治療法 ——————————————— 80
- ❶ 修復材の要件 ————————————————— 80
- ❷ 修復手技の要件 ———————————————— 81
- ❸ グラスアイオノマーセメント修復 ————————— 82
- ❹ 光重合型レジン修復 —————————————— 86

② 歯周病と根面う蝕とその対応 ———————————— 93
- ❶ 歯周病に関連した根面う蝕発症の背景 ——————— 93
- ❷ 歯周治療で根面う蝕のリスクが高まる ——————— 95
- ❸ 歯周病患者に対する歯肉退縮の治療法 ——————— 95
- ❹ 歯肉縁下に及ぶ根面う蝕に対する治療法 —————— 97
- ❺ 歯周病患者に対する根面う蝕の予防 ———————— 99

PART 8 根面う蝕の予防 ————————————————— 101
〈高柳篤史／鈴木誠太郎〉

① 根面う蝕予防のエビデンス ————————————— 102
- ❶ プロフェッショナルケアとセルフケアの両輪で予防しよう — 102
- ❷ フッ化物を積極的に利用しよう —————————— 103

② 根面う蝕予防のためのプロフェッショナルケア ———— 104
- ❶ リスクを診る ————————————————— 104
- ❷ 根面う蝕ハイリスク者への予防処置 ———————— 106
- ❸ 定期健診の推奨 ———————————————— 108

③ 根面う蝕予防のためのセルフケア —————————— 109
- ❶ 高濃度のフッ化物配合歯磨剤の使用 ———————— 109
- ❷ 根面う蝕予防のための歯ブラシの選択 ——————— 110
- ❸ 根面う蝕予防のためのブラッシング法 ——————— 111
- ❹ 根面う蝕予防のための歯間清掃用具の使用法 ———— 112
- ❺ フッ化物洗口 ————————————————— 113

column

なぜエナメル質と象牙質の臨界pHは異なるのか ———————— 64
〈見明康雄〉

歯肉退縮しなければ、根面う蝕は発生しない ————————— 102
〈高柳篤史〉

唾液分泌低下がある方への酸性フッ化物の頻回な歯面塗布は要注意 — 107
〈高柳篤史〉

要介護高齢者にもフッ化物配合歯磨剤を活用しよう! ————— 113
〈遠藤眞美〉

PART **1**

根面う蝕の疫学

1. はじめに
 ―根面う蝕の疫学調査の難しさ―
2. 根面う蝕の定義
3. 根面う蝕の診断基準
4. 根面う蝕の疾病分布

杉原直樹
東京歯科大学衛生学講座

① はじめに─根面う蝕の疫学調査の難しさ─

「疫学」とは人間集団における健康に関連する状態あるいは事象の発生、分布および影響する規定因子、つまりその病気を増やしたり減らしたりする要因を研究する学問です。疫学では多くの場合、ある特定の集団あるいは母集団全体、たとえば日本人全体の疾病の分布（有病や罹患）に焦点を当てることが多く、その点で疾病の分布について、臨床家と意見の相違が起こる場合があります。

また、根面う蝕についての日本人を母集団とした疫学調査は現在のところ存在しません。国家統計調査である歯科疾患実態調査においても、う蝕を歯冠部と根面部に分けては調査を行っていません。海外ではいくつかの国の国家統計調査で横断調査としての根面う蝕の有病率は発表されていますが、有病が標準的に評価されているかというとそれも存在しません。その理由は、年齢、性別、民族間の根面う蝕の疾病分布が異なっているからです。また、それぞれの研究ごとに根面う蝕の診断基準や調査方法（診査時の姿勢や用いる診査器具）が異なります。そのうえ、集団ごとに喪失歯の状況も異なっているため、それぞれの研究を直接比較することが困難だからです。さらに大規模の集団を調査する場合には、診査者内誤差だけでなく診査者間誤差の問題もあり、データの信頼性を上げるために診査者間のキャリブレーションを実施することが必須ですが、集団が大きくなり診査者が多くなればなるほど、これが非常に困難になります。

ここでは、共通認識として明確になってきた根面う蝕の定義と診断基準を述べたうえで、これまで筆者らが行ってきた、日本人のさまざまな集団における根面う蝕の疾病分布とその分布に影響する要因について解説します。

② 根面う蝕の定義

根面う蝕とは歯肉退縮あるいはアタッチメントロスにより露出した歯根面に生じる、プラーク中の細菌の酸産生による歯質の脱灰病変です。解剖学的にはセメント・エナメル境の部位は複雑な形状を示し、細菌叢が堆積しやすい部位です。また、エナメル質の臨界 pH が 5.5 に対して、象牙質やセメント質の臨界 pH が 6.0～6.2 であり、大部分の根面う蝕はこの部分から発症します。さらに、歯根部のセメント質や象牙質はコラーゲン主体の有機質を含み、根面う蝕の進行には無機質の酸脱灰に加えて、有機質のタンパク分解をともないます。

Fejerskov[1] は根面う蝕が深い歯周ポケットで発症するという見解について、生物学的観点から同意できないとしています。その理由として、歯周ポケットに析出してくる浸出液の pH は 7.0 以上であり、象牙質やセメント質の臨界 pH より高いことから深い歯周ポケット内では脱灰の可能性が低くなることを挙げています。また、歯周ポケット内で根面う蝕病変が認められた症例については、病変は元々歯肉辺縁で発症していたものが、歯肉が炎症によって腫脹してう蝕病変がポケット内部に隠されたため、歯周ポケット内で根面う蝕が発症したという印象を与えたのではないかと推察しています。さらに、Fejerskov は根面う蝕の初期段階の表面は、部分的に脱灰されたコラーゲン線維の間隙を介して細菌が表層を通り抜けるため、病変の表面が軟化すると述べています。そのため、探針で表層を破壊すると細菌侵入をうながすことにつながり、適切なプラーク制御が困難になるため、う蝕に罹患しやすい歯根表層を探針で調べることは避けるべきであると述べています。

③ 根面う蝕の診断基準

　根面う蝕の臨床的特徴は、ほんの小さな軟化した斑点状のものから歯根面を取り囲むものまであり、色も薄黄色、薄茶色、褐色、黒色までとさまざまです**（図1）**。特に視診ではまったく気づきませんが、歯周プローブでポケットを探ると、明らかに軟化した深いう窩を触知する場合もあります。さらに修復された根面部については、修復前の状態がう蝕か酸蝕、摩耗、アブフラクションなどのトゥースウェアか、修復部位がセメント・エナメル境に多いため原発が歯冠であるのか、あるいは根面であるのかなど、非常に診断が困難である場合が多いです。

　根面う蝕の疫学調査を行う場合、統一した診断基準を用いることは診査者内および診査者間誤差を少なくするうえで非常に重要です。また、診査者が複数である場合には、診査者間でキャリブレーション（診査基準の統一）を実施することが必須となります。さらに、臨床においては正確な臨床診断を行うことが、その後の予防および修復処置を選択するうえで重要です。特に停止性う蝕と活動性う蝕を鑑別**（図1）**することは歯科治療か予防か

図1　未処置の根面う蝕

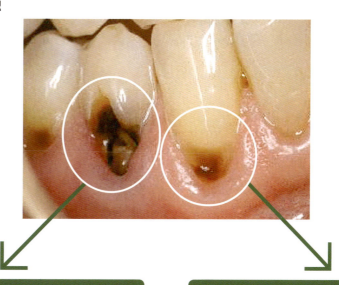

停止性の根面病巣[1]（非活動性病巣）

黒褐色が典型だが、ほとんど黒色に近いものもある。多くは表面が光っていて、滑らかで、プローブで触ると硬い。これは、その病巣部に明らかな欠損が生じ、う窩ができているかどうかの診断材料になる。しかし、う窩がすでにできているときには、ほとんどの場合辺縁部は丸みを帯びている。長期間進行が停止した病巣では、根面に光沢があり、着色部位にだけ過去のう蝕の跡がうかがえるというものもある。

進行性の根面病巣[1]（活動性病巣）

黄色あるいは明るい褐色であり、かなり厚いプラークで覆われていることが多い。病巣表面は軽くプローブで触れただけで軟性感がある。ゆっくり進行する病巣では、表層が褐色ないしは黒色で、なめし革程度の硬さである。明らかなう窩を作らなくても起こることがある。う窩ができた場合には、辺縁部は鋭く不規則になることが多い。

の選択を決定するために有用です。

表1は、現在筆者らの大学の講座で疫学調査を実施する場合に用いる、WHOの口腔診査法（第5版）における根面う蝕の診断基準です。WHOの口腔診査法は元来集団におけるフィールド調査での歯科疾患を検出するための基準です。そのため表1に示したように非常に単純な診断基準であり、診査器具もミラーとCPIプローブ（図2）のみを用います。WHOの口腔診査法第3版までは、歯科用探針を用いた触診を行っていましたが、第4版より歯科用探針に代わりCPIプローブを用いての検査となっています。先述したように歯科用探針は表層を破壊する危険性があるため先端が球形をしているCPIプローブを用います。

この他の代表的な診断基準としては、ICDAS（International Caries Detection and Assessment System、国際う蝕検出・評価システム）があります[3]（図3、PART6参照）。ICDASは、国際的に統一された新しいう蝕の診断基準が必要であるという研究者の共通認識の中で生まれたものであり、その特徴は臨床、疫学調査、研究、歯科教育と応用範囲が広いことです。また、この診断基準のすばらしいところはう蝕の検出と活動性の評価の2つの視点で診断を行っていることです。しかしながら、フィールド調査でICDASを用いることは、検査時間が長くなることやキャリブレーションの点で困難です。

現在、欧米を中心に初期の活動性根面う蝕を感染歯質の切削を行わず、フッ化物を用いた再石灰化により非侵襲的治療を実施してその進行を抑制し、う蝕を管理することが提唱されています。また、日本においても平成26年度歯科診療報酬改定で、在宅診療での初期の根面う蝕に対するフッ化物歯面塗布処置が新たに保険導入されました。高齢者の現在歯数を維持するための施策が医療保険に導入された意義は非常に大きいです。日本歯科保存学会によるう蝕治療ガイドライン[4]においては、非侵襲的治療の診断基準が示されています（PART6参照）。

表1 WHO（2013）の診断基準 参考文献2より引用

病変部をCPIプローブで触れたとき、ソフト感（soft）あるいはザラついた感じ（leathery）があればう蝕とする。う蝕が歯冠部から独立して存在し、根面のみの治療が必要なときには根面う蝕と記録する。歯冠と根面の両方にまたがっているう蝕については、その発生部位と思われる方をう蝕として記録する。発生部位の判定が困難なときは、う蝕は歯冠と根面の両方に記録する。

図2 CPIプローブ

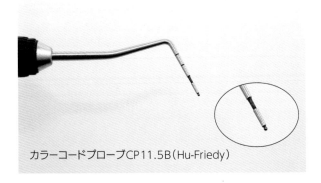

カラーコードプローブCP11.5B（Hu-Friedy）

図3 ICDASの診断基準 参考文献3より引用

コードE	コード0	コード1	コード2
歯肉退縮がなく根面が目視できない。	根面にう蝕を疑う色調変化が認められない。また、セメント・エナメル境や根面に実質欠損が認められない。根面の実質欠損や陥凹が認められたとしても、それがう蝕によるものでない場合はコード0とする。	根面やセメント・エナメル境に限局した色調変化が認められるが、0.5mm以上の深さの実質欠損がみられない。	根面やセメント・エナメル境に限局した色調変化が認められ、0.5mm以上の深さの実質欠損がみられる。

④ 根面う蝕の疾病分布

疫学で疾病件数を数えるときは、ある一時点でその疾病にかかっている状態（有病）と、特定された期間中に新しく疾病にかかること（罹患）が区別されます。有病は、その疾病が集団でどれくらい大きな健康問題であるかを表し、その対策を立てるなど公衆衛生的に有用な指標です。また罹患は、疾病発生と関連する因子（リスクファクター）を探索する研究で用いられる有用な指標です。

筆者らは2016年8月に都内企業の本社会社員891名のうち、同意を得られた20～65歳の773名（87％）を対象に口腔診査を行いました[5]。その結果を紹介します。

歯肉退縮

図4、5は歯肉退縮の性別・年代別の有病状況です。歯肉退縮の診断はセメント・エナメル境が明らかに確認されたものとし、歯牙単位で記録しました。有病者率は男性で45～100％、女性で38～100％と男女ともに20歳代から60歳代と急激な増加を示し、20歳代では半分以下であった有病者率は、60歳代ではすべての者に歯肉退縮が観察されました。男女の比較では20～50歳代の年齢群で女性よりも男性の方が高い値を示しました（図4）。

図5は1人平均歯肉退縮歯数を示したものです。男性では20歳代の1.9歯から60歳代の11.4歯、女性では20歳代の1.1歯から60歳代の13.1歯までほぼ直線的な増加傾向を示し、男女の比較では20～50歳代の年齢群で女性よりも男性の方が高い値を示しました。

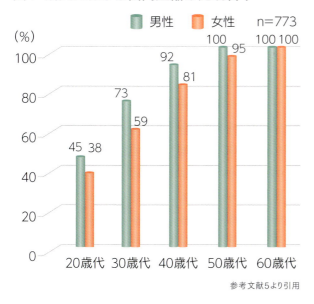

図4 成人における歯肉退縮の発現者率（2016）

参考文献5より引用

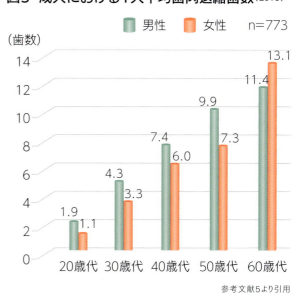

図5 成人における1人平均歯肉退縮歯数（2016）

参考文献5より引用

根面う蝕

　図6、7は根面う蝕の有病状況です。根面う蝕の診断はWHOのCPIプローブを用いてWHOの口腔診査法（第5版）に基づき、未処置と充填された根面を根面う蝕とし、根面は歯牙単位で記録しました。

　図6は歯肉退縮のある者のうち根面う蝕の経験（未処置および処置根面）のある者の割合を示したものです。20歳代では男女ともに有病者はみられませんでしたが、男性は30歳代から女性は40歳代から急激に増加していました。60歳代では男女ともに歯肉退縮のある者の約半数の者で根面う蝕を経験しています。

　図7は歯肉退縮のある歯で根面う蝕の経験（未処置および処置根面）がある歯の割合を示したものです。有病者率と同様に、男性は30歳代から女性は40歳代から急激に増加しており、60歳代になると歯肉退縮のある歯の中で約10%の歯が根面う蝕を経験していることを示しています。根面う蝕の有病状況は、歯肉退縮とは異なり明らかな男女差は認められませんでした。

　歯群別に根面う蝕の有病歯率（歯肉退縮のある歯）を比較したのが図8です。上顎では3.1～6.2%と有病歯率の差は比較的小さいですが、下顎では1.7～10.8%

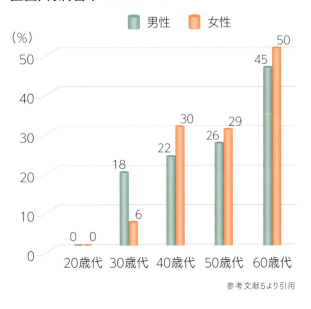

図6　成人における根面う蝕（未処置および処置歯）有病者率（歯肉退縮がある者での割合・2016）

参考文献5より引用

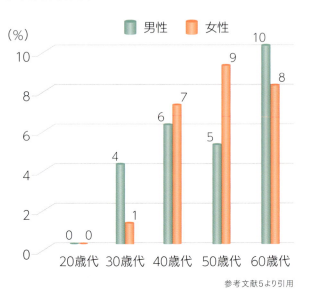

図7　成人における根面う蝕（未処置および処置歯）有病歯率（歯肉退縮がある者での割合・2016）

参考文献5より引用

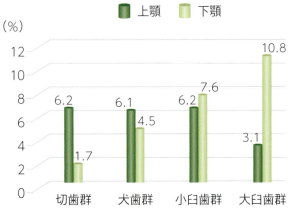

図8　成人における歯群別根面う蝕有病歯率

参考文献5より引用

と下顎切歯部から大臼歯部にむかって有病歯率は増加しています。もっとも有病歯率が高かったのは下顎大臼歯群（10.8%）でした。

上記とは別の研究になりますが、**表2**は日本人における20〜59歳の成人（男性118名、女性23名）での5年間での根面う蝕の発病を示したものです。表に示すように発病者率および発病歯率ともに男性の40歳代（者率：43.2%、歯率：9.6%）および50歳代（者率：35.0%、歯率：9.5%）で著しく高いことが示されました。さらに、この集団で5年間に増加した根面う蝕の歯面数の分布をみると**（図9）**、5歯面以上発病した者が4.3%いることから、根面う蝕に対してハイリスクグループの存在が推察されます[6]。

表2 5年間での根面う蝕の発病状況

参考文献6より引用

	被験者数	発病者			発病歯		
		歯肉退縮のある者	5年後の発病者数	発病者率（%）	歯肉退縮のある歯数	5年後の発病歯数	発病歯率（%）
20歳代女性	23	12	3	25	60	3	5
20歳代男性	22	19	3	15.8	90	9	10
30歳代男性	26	19	2	10.5	109	3	2.7
40歳代男性	50	44	19	43.2	456	44	9.6
50歳代男性	20	20	7	35	263	25	9.5

発病者率：歯肉退縮のある者（5年後）の中で、5年後に新たに根面う蝕に罹患した者の割合
発病歯率：歯肉退縮のある歯数（5年後）の中で、5年後に新たに根面う蝕に罹患した歯の割合

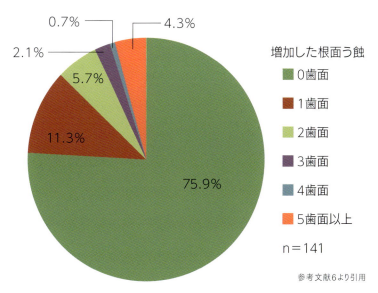

図9 5年間での根面う蝕発病歯面の分布（者率）

参考文献6より引用

〈参考文献〉
1. Fejerskov O, Kidd E（編）, 髙橋信博, 恵比須繁之（監訳）. デンタルカリエス 原著第2版 その病態と臨床マネージメント. 東京：医歯薬出版, 2013.
2. 小川祐司（監訳）. 口腔診査法〈第5版〉WHOによるグローバルスタンダード. 東京：口腔保健協会, 2016.
3. 日本口腔衛生学会. 第22回歯科医学会総会分科会プログラム. シンポジウム「歯の硬組織検査（ICDAS）に基づく齲蝕管理方法」. (http://www.kokuhoken.or.jp/jsdh/file/news/130829/abstract.pdf)（2018年2月28日アクセス）
4. 日本歯科保存学会（編）. う蝕治療ガイドライン第2版. (http://www.hozon.or.jp/member/publication/guideline/file/guideline_2015.pdf)（2018年2月28日アクセス）
5. 小野瀬祐紀, 鈴木誠太郎, 杉原直樹, et al. 成人集団における根面齲蝕の有病状況と関連要因. 老年歯医 2017；32：179.（日本老年歯科医学会第28回学術大会発表）
6. Sugihara N, Maki Y, Kurokawa A, Matsukubo T. Cohort study on incidence of coronal and root caries in Japanese adults. Bull Tokyo Dent Coll 2014；55（3）：125-130.

PART 2

根面う蝕の
リスクファクター

1. 根面う蝕予防のための
リスクファクターの捉え方
2. 文献からみた根面う蝕の
リスクファクター研究
3. 日本における根面う蝕の
リスクファクター研究
4. リスクファクター研究から
予防的アプローチへ

杉原直樹
東京歯科大学衛生学講座

① 根面う蝕予防のためのリスクファクターの捉え方

「カリエスリスク」とは、ある決まった時点およびある決まった期間における将来のう蝕発生またはう蝕進行のリスクのことです。疫学においては疾病が発生する以前に存在する状態（特定の状態）を「曝露」と呼びます。曝露の中でもその疾病の発生の上昇に影響を与えるものを「リスクファクター」と言います[1]。個人の行動や属性、生活様式の特徴、環境曝露、遺伝的特性なども含まれます。リスクファクターのうち、原因あるいは原因に近いものを「規定要因」とも呼びます。またリスクファクターの中で、将来の疾病罹患を予測する個人の属性を「リスクマーカー」（リスクインジケーター）と言います。リスクマーカーは原因である必要はありません。疫学は、観察研究や介入研究におけるその多種多様な研究デザインを用いて原因あるいは規定要因やリスクファクターを明らかにし、疾病の発症を阻止あるいは将来に先送りすることで集団や個人レベルでの疾病の予防を目的としています。ここでは用語による混乱を避けるため、これら（規定要因、リスクマーカー、リスクインジケーター）をすべてリスクファクターとして統一した用語で用います。

リスクファクターについて気をつけなければならないのは、このリスクファクターが存在した場合に、"必ず問題の病気が起こるわけではない"ということです。加えて"現在考えられているすべてのリスクファクターをコントロールすることは不可能"ということです。また、リスクファクターの中には、個人の努力では変えられないもの（年齢、性別や社会経済要因など）も存在することを考慮しなければなりません。したがって、根面う蝕の予防のためには、

❶ それぞれの個人が現在どのようなリスクファクターをもっているか
❷ それらのリスクファクターの中でどのリスクファクターのリスクが高いか
❸ その中でコントロールできるリスクファクターは何か
❹ それらのリスクファクターをコントロールするためにはどういった保健行動あるいは予防処置が選択されるべきか

をエビデンスに基づいて検討することによって、個人あるいは集団における根面う蝕の予防プログラムを立案することが重要と考えられます。

ここでは、これまでの根面う蝕研究の結果から、予防のために重要と思われるリスクファクターについて考察します。

② 文献からみた根面う蝕のリスクファクター研究

これまでの横断研究や追跡研究によって、根面う蝕とさまざまなリスクファクターとの関連が明らかになっていますが、これらの研究結果に整合性がない場合が多く、解釈するのが非常に困難です。これは第一に根面う蝕の定義や診断基準についてのコンセンサスの欠如によるものであり、加えて、横断研究に基づく関連性からは因果関係を証明することはできないことにあります。つまり、横断研究ではリスクファクターの曝露が発病の前か、後か、あるいはその間かがわからないため、因果関係を証明することはできないのです。

Ritterら[2]のシステマティックレビューでは1970〜2009年までに発行された472編の根面う蝕についての追跡研究を用いた論文からエビデンスの質を吟味し、最終的に13編の論文についてのリスクファクターを比較検討しています（**表1**）。用いられた26のリスクファクターの中でその半分以上で有意差を認めた変数としては、「ベースラインでの根面う蝕の有無」「ベースラインでの現在歯数」「プラークインデックス」「局部義歯の使用」の4つでした。しかしながらRitterらは、これらの根面う蝕のリスクファクター研究では、変数の選択、調査集団のサンプルサイズ、アウトカム、評価方法、追跡した罹患期間、関連の方向性、解析方法に関して相当な違いがあったと結論づけており、この結果からリスクファクターについての結論を得ることは非常に困難であると述べています。

表2は、近年の高齢者における横断研究および前向き研究において、根面う蝕と有意に関連が示されたリスクファクターを大きく「社会人口学的特性」「全身状態」「口腔内状態とう蝕経験」「口腔清掃」の4つに分類して、それぞれのリスクファクターを示したものです[3]。

表1　13の論文より根面う蝕の潜在的なリスクとして分析された変数の要約

参考文献2より引用

変　数	論文で調査された回数	有意差があった論文	変　数	論文で調査された回数	有意差があった論文
ベースラインでの根面う蝕の有無	12	7	ベースラインでの歯冠部う蝕	4	0
年齢	10	2	教育	4	0
喫煙	9	1	口腔清掃状態	3	0
投薬使用	9	2	民族	3	1
性別	8	2	補綴物（クラウン・義歯）	3	1
Lactobacilli数	8	3	歯間清掃具の使用	3	1
*Streptococcus mutans*数	8	1	アタッチメントロス	3	1
唾液分泌速度	8	1	局部義歯の使用	2	2
ベースラインでの現在歯数	7	5	カンジダ菌	2	1
唾液緩衝能	6	1	BMI	2	0
食習慣	6	0	配偶者の有無	2	0
歯科受診パターン	5	1	飲酒	2	0
プラークインデックス	4	3	収入	2	0

表2　横断研究および前向き研究における根面う蝕に有意な関連が示されたリスクファクター

社会人口学的特性	全身状態	口腔内状態とう蝕経験（歯冠および根面）	口腔清掃
● 年齢 ● 性別 ● 民族 ● 社会経済的状態（教育および収入） ● 配偶者の有無 ● 居住（地方・都会、自立・長期介護） ● 歯科受診パターン	● 抑うつ症状 ● 薬物治療 ● 基本的日常生活動作の制限 ● 喫煙習慣	● 主観的口腔保健の不健康 ● 現在歯数 ● 歯冠部う蝕病巣 ● ベースラインでの根面う蝕経験 ● 露出根面・歯肉退縮 ● 義歯（装着・接触） ● ドライマウス・口腔乾燥症 ● Mutans Streptococci レベル	● プラークコントロールの不良 ● ブラッシング習慣 ● フッ化物応用 ● 洗口剤の使用

参考文献3より引用

③ 日本における根面う蝕のリスクファクター研究

欧米先進諸国における根面う蝕のリスクファクター研究は1980年代より多数報告されていますが、わが国における根面う蝕研究はほとんど行われていないのが現状です。PART1でも紹介しましたが、筆者らは日本における成人集団（20～59歳、男性118名、女性23名）を対象者とした根面う蝕の5年間の追跡研究を行いました。「5年間での根面う蝕発病の有無」を目的変数とした単ロジスティック回帰分析の結果、「年齢」（10歳増加するごとに1.8倍の発症）、「歯肉退縮の有無」（ない者に比較してある者は3.3倍の発症）、「根面う蝕の既往」（ない者に比較してある者は11.0倍の発症）の3つの説明変数で有意に関連することが示されました（**表3**）[4]。

図1は、60歳以上の有歯顎者161名の根面う蝕の有病状況（未処置および処置歯根面）を示したものです[5]。成人集団の有病者率（**18ページ図6**）では、20歳以降で年齢の増加とともに根面う蝕は増加傾向を示しますが、一方高齢者の集団では、60歳代から80歳以上で増加傾向はみられません。高齢者において加齢による根面う蝕有病者率が増加しない理由の1つに残存歯の減

表3 根面う蝕発病に関する単ロジスティック回帰分析　　参考文献4より引用

説明変数	オッズ比	95％信頼区間	有意性
年齢[*1]	1.79	1.22 － 2.70	0.004
歯肉退縮の有無[*2]	3.29	1.45 － 8.06	0.006
根面う蝕の既往[*3]	11	4.22 － 30.90	0.001
歯冠部う蝕の既往[*4]	5.38	1.03 － 99.13	0.11

目的変数：5年間での根面う蝕の発病の有無

[*1] 0：20歳代
1：30歳代
2：40歳代
3：50歳代

[*2] 0：調査開始時に歯肉退縮のない者
1：調査開始時に歯肉退縮のある者

[*3] 0：調査開始時に根面う蝕のない者
1：調査開始時に根面う蝕のある者

[*4] 0：調査開始時に歯冠部未処置歯および処置歯が5歯未満の者
1：調査開始時に歯冠部未処置歯および処置歯が5歯以上の者

図1 高齢者における根面う蝕の有病者率

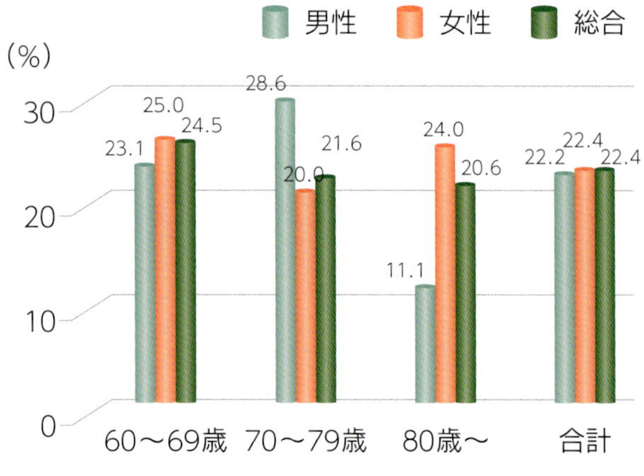

男性 女性 総合

60～69歳：23.1 25.0 24.5
70～79歳：28.6 20.0 21.6
80歳～：11.1 24.0 20.6
合計：22.2 22.4 22.4

参考文献5より引用

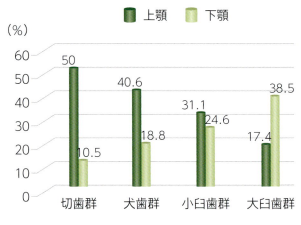

図2 高齢者における歯群別根面う蝕有病歯率

上顎 下顎

切歯群：50 10.5
犬歯群：40.6 18.8
小臼歯群：31.1 24.6
大臼歯群：17.4 38.5

参考文献6より引用

少が挙げられます。現在の高齢者の残存歯数増加の状況が継続すれば、将来的に高齢者の根面う蝕が増加する可能性があります。しかし一方では、海外において高齢者の根面う蝕は歯冠部う蝕と同様に減少傾向を示しているという報告もあります。

高齢者の根面う蝕の状況を歯群別に示したのが**図2**です[6]。唾液のクリアランスの悪い上顎前歯群と下顎大臼歯群の歯率が高くなることが示されており、高齢者では唾液分泌量の減少やドライマウスが根面う蝕のリスクファクターとなることがうかがえます。さらにこの集団を用いて重回帰分析（ステップワイズ法）を行ったところ、根面う蝕経験（歯数）には、「歯肉退縮歯数」「プロービングによる出血（歯数）」「ドライマウス（主観的）」の3つの説明変数が有意に関連していました（**表4**）[7]。

図3は精神障害者施設における20歳以上の成人70名の未処置の根面う蝕の有病状況です[8]。20歳代から40歳代までは、いずれの年代においても成人集団と比較して明らかに高い値を示しています。この対象集団における口腔清掃や歯科受診の不良だけでなく、23ページ**表2**に示される抑うつ症状および薬物治療やそれにともなうドライマウスの影響が考えられます。疫学調査を行うことにより、高齢者や精神障害者の集団のように根面う蝕のハイリスクグループをみつけることは、公衆衛生学的な対策を立てるうえで非常に有意義です。

表4 根面う蝕経験に関連するリスクファクター（重回帰分析）

参考文献7より引用

説明変数	標準化偏回帰係数	有意性
性別	0.02493	0.7144
年齢	0.02302	0.737
歯肉退縮歯数	0.47346	$p<0.0001$
プロービングによる出血（歯数）	0.22193	0.0017
ドライマウス（主観的）	0.13628	0.0454

図3 精神障害者施設における根面う蝕の有病者率

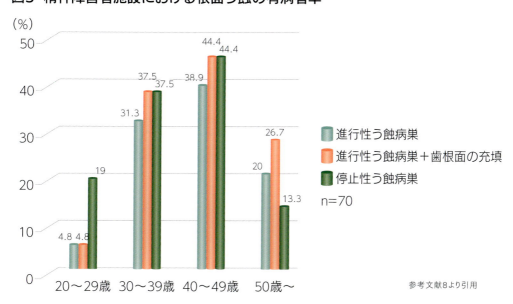

参考文献8より引用

④ リスクファクター研究から予防的アプローチへ

　根面う蝕のリスクファクターについてはエビデンスに基づいたさらなる疫学的な研究が必要です。**図4**は根面う蝕の発症過程と予防を含む対応について示したものです。根面う蝕は歯肉退縮によって露出した歯根面にう蝕が発病したものです。今後の根面う蝕のリスクファクター研究においては、歯肉退縮の予防のための歯肉退縮発現のリスクファクター、露出した歯根面におけるう蝕発病のリスクファクター、あるいは停止性病巣から進行性病巣に変化するリスクファクターなどを、根面う蝕のステージ別に分けて考えることが必要です。

図4　根面う蝕の発症と対応

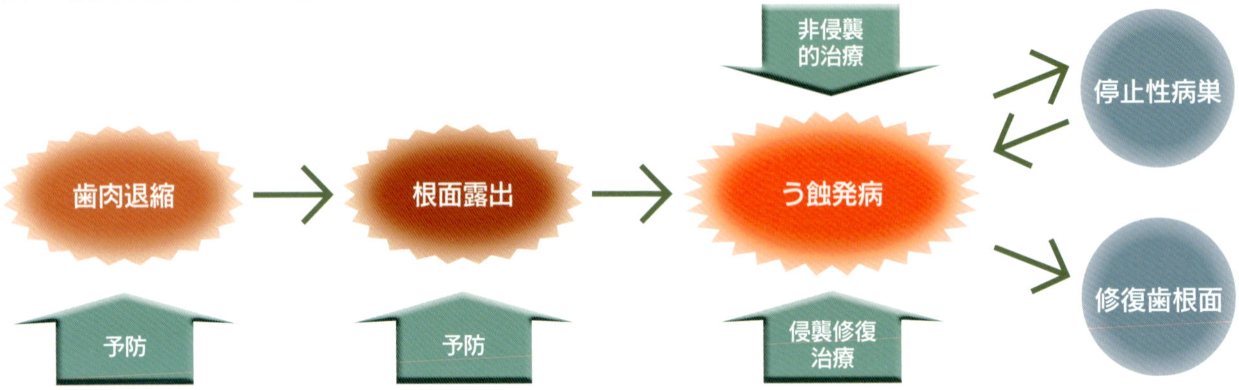

〈参考文献〉
1. 柳川 洋, 坂田清美. 疫学マニュアル 改訂7版. 東京：南山堂, 2012.
2. Ritter AV, Shugars DA, Bader JD. Root caries risk indicators：a systematic review of risk models. Community Dent Oral Epidemiol 2010；38(5)：383-397.
3. Carrilho MRO（ed）. Root caries：from prevalence to therapy. Basel：Karger, 2017.
4. Sugihara N, Maki Y, Kurokawa A, Matsukubo T. Cohort study on incidence of coronal and root caries in Japanese adults. Bull Tokyo Dent Coll 2014；55(3)：125-130.
5. 大川由一, 杉原直樹, 眞木吉信, 石原博人, 高江洲義矩. 老年者における根面麟蝕の有病状況. 口腔衛生会誌 1994；44：2-8.
6. 杉原直樹, 眞木吉信, 高江洲義矩, 武者良憲. 成人および老年者の歯齦退縮と歯根面麟蝕の歯群別罹患状況. 口腔衛生会誌 1996；46：502-503.
7. Sugihara N, Maki Y, Okawa Y, Hosaka M, Matsukubo T, Takaesu Y. Factors associated with root surface caries in elderly. Bull Tokyo Dent Coll 2010；51(1)：23-30.
8. 眞木吉信. 成人および老年者における歯根面麟蝕の病因と疫学. 日歯医師会誌 1992；45：205-217.

PART 3
根面う蝕と唾液

1. 根面う蝕とかかわりが深い唾液の基礎知識
2. ドライマウスの基礎知識

遠藤眞美
日本大学松戸歯学部障害者歯科学講座

3. 頭頸部領域の放射線治療による口腔への影響

大鶴 洋
国立病院機構東京医療センター歯科口腔外科

1 根面う蝕とかかわりが深い唾液の基礎知識

ドライマウスがみられる口腔内に根面う蝕を認めることは臨床的によく経験することです。特に、ドライマウスが原因で根面う蝕に罹患した場合は、全顎的にう蝕になり、状況によっては短期間で咬合の崩壊にもつながります。
まずは、唾液の役割を確認していきます。

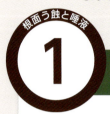

1 唾液の分泌メカニズム

　唾液は唾液腺で生成・分泌されます。唾液腺には左右一対で存在する耳下腺・顎下腺・舌下腺で構成される大唾液腺と、口唇や口蓋に存在する小唾液腺があります（図1）。唾液腺はどれもブドウのような構造をしており、房にあたる腺房部、枝にあたる線条部導管があります。腺房部には漿液性細胞と粘液性細胞の2つがあり、それぞれ異なる唾液を生成します。漿液性細胞は、アミラーゼを多く含む漿液性のサラサラ唾液を、粘液性細胞は粘膜を保護するムチンの多い粘液性のネバネバ唾液を分泌します。

図1 唾液腺の位置と唾液の流れ

参考文献1より引用改変

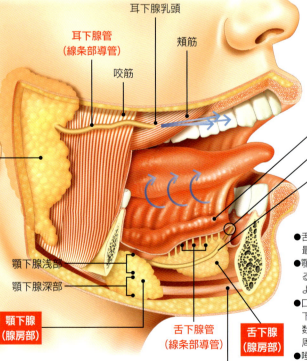

耳下腺の特徴
- 頬の後方部から耳の上方部まで広範囲にわたる漿液性細胞で構成された漿液腺。
- 耳下腺から分泌される唾液は1本の耳下腺管を通って上顎第二大臼歯に対向する頬粘膜に隆起した耳下腺乳頭部から口腔内に分泌。
- 分泌後、口腔前庭を通って小臼歯および前歯の唇側、上下顎の間を通過して口蓋部や舌側へと分布。

顎下腺の特徴
- 舌と下顎骨の内側にあり、主体を漿液性細胞が構成する粘液性細胞との混合腺。
- 顎下腺浅部と顎下腺深部に分かれており、顎舌骨筋の後方部で湾曲している浅部から顎舌骨筋の上方部の深部へと移行。
- 舌の側面と顎舌骨筋の間を斜め前方に導管が走行し、舌下部の舌小帯わきにある舌下小丘で口腔内に開口。
- 唾液分泌後、舌と歯列の間から舌背や歯を守るように分布。

舌下腺の特徴
- 舌下腺は大唾液腺の中で最小。
- 顎下腺同様に混合腺であるが、主に粘液性細胞による構成。
- 口腔底直下の舌下ヒダの下方に存在し、数個から数十個の小管が舌下小丘周辺で口腔内に開口。
- 唾液分泌後、舌と歯列の間から舌背や歯を守るように分布。

2 唾液の緩衝能

唾液の機能には「緩衝能」があります。安静時の唾液のpH（水素イオン濃度）は6.2～7.6（平均6.7）程度でおおむね中性です。食べ物、飲み物のpHもさまざまなので、通常は酸性の強いものを口にすると酸っぱさを感じ、アルカリ性の強いものだと苦さを感じます（図2）。しかし、酸っぱいものを一度、口に含んだからといって、その酸っぱさが永久に口に残ることはありませんし、歯は酸によって溶かされますが酸性食品を食べたからといって必ず溶けるわけではありません。それはなぜでしょうか？これが唾液の緩衝能による作用なのです。

唾液の緩衝能とは、正常な範囲に口腔内環境を保とうとして、唾液が緩衝液として作用しながら口腔内のpH変化に抵抗するはたらきのことを言います。ヒトの唾液の緩衝能は、重炭酸塩システム、リン酸塩システム、タンパク質の3つのシステムによって調整されており、そのうち、約9割が重炭酸塩システムです（図3）。

唾液のpHは、唾液中の重炭酸イオン（炭酸が水に溶けた状態）の濃度によって変化します。重炭酸イオンは、唾液分泌量に強く依存し、分泌量が増えると濃度が増すために唾液のpHも高くなります。重炭酸塩システムはこの重炭酸イオン濃度の変化によって唾液のpHのバランスを保つシステムです。唾液分泌量が多いと重炭酸イオンが増え緩衝能が高く、分泌量が少なくなると重炭酸イオン濃度が減り緩衝能が低くなるというわけです。したがって、唾液分泌量が減少したドライマウスでは、緩衝能が低くなり、口腔内のpHも低くなる傾向があります。

高齢者の中には、健康に良いからと黒酢やワイン、ヨーグルトのような酸性度の高い食品を習慣にして摂取している場合も多く、ドライマウスの状況では緩衝能が低いために口腔内が酸性に傾きやすくなり、酸蝕症やう蝕といった二次的影響がもたらされることは少なくありません。

図3 唾液の緩衝能のメカニズム

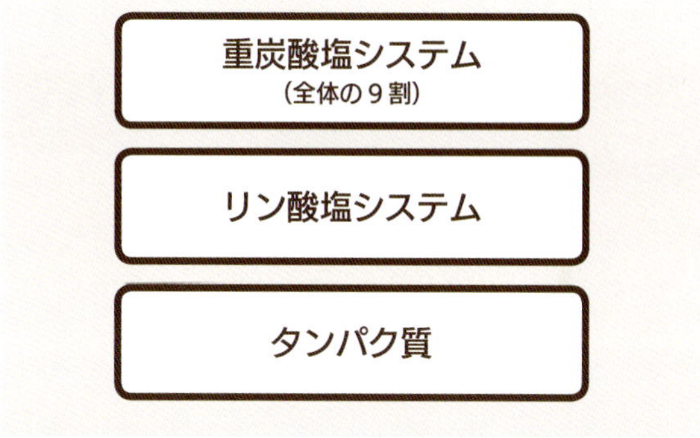

- 重炭酸塩システム（全体の9割）
- リン酸塩システム
- タンパク質

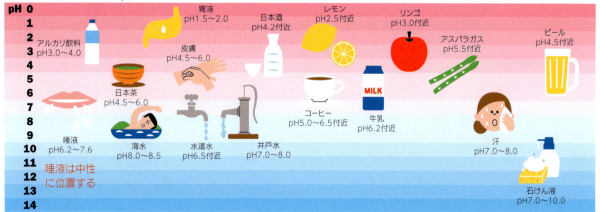

図2 身近な物質のpH値

参考文献2より引用改変

3 ペリクル

　成人の口腔内唾液量は平均約1ml/%と言われ、通常、唾液は透明な有機物でできた厚さ0.1〜数μmの薄い被膜として歯の表面に存在しています。この被膜は、「ペリクル（獲得被膜）」と呼ばれ、歯の表面に唾液が触れると形成が開始され、1時間ほどで一定の厚さになります。これは主に唾液タンパク質が選択的に歯の表面に吸着されたもので、歯の物理的保護に加えて浄化作用や歯の脱灰抑制と再石灰化の促進などを行っています。

　細菌はペリクル中の唾液タンパク質を介して歯の表面に付着し、プラーク形成を開始します。プラーク形成および付着は唾液の浄化作用に影響を受けます。分泌後の唾液の流れによって、たとえば耳下腺分泌唾液は耳下腺開口部付近の上顎臼歯部頬側歯面を、顎下腺および舌下腺は舌側歯面を効果的に浄化します。三大不潔域の1つである歯頸部は細菌や食物残渣に対して唾液の浄化作用が及びにくいのでプラークが形成されやすいと考えらえています。

4 唾液の脱灰抑制

　歯は硬質の組織で、特にハイドロキシアパタイトを主体としたリン酸カルシウムの結晶で構成されるエナメル質は体の中でもっとも硬い組織にもかかわらず、歯は酸に溶けるという弱点があります。口腔内には多くの細菌がおり、その細菌の酸産生能力によって歯が溶けるわけです。う蝕は、歯や唾液などの宿主、微生物、食餌というKeyesの輪（図4）が重なったときに歯の表面で繰り返し行われている脱灰と再石灰化の平衡が崩れ、脱灰が進んでしまった状態です。さらに根面う蝕では、宿主要因として歯肉退縮が加わります。

　プラーク中の細菌は、ショ糖などの低分子糖質を急速に代謝し、酸を産生します。その結果、時間の経過とともにプラークpHが変化します（図5）。安静時のプラークpHは6.0〜7.0で中性に近いですが、ショ糖などの低分子糖質に触れると急速に酸性へ偏ります。pHは最小値に達し、約5〜20分その値を保ち、臨界pH以下になると歯の成分であるカルシウムイオ

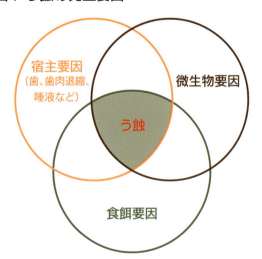

図4　う蝕の発生要因

ンとリン酸イオンが溶出し、歯質が溶ける脱灰が起きてきます。pHは最小値で安定後、30〜60分以上かけてプラークと唾液の緩衝能によって徐々に最初の値まで回復してきます。pHが改善してくると、唾液に含まれるカルシウムイオンやリン酸イオンが歯に再び取り込まれる再石灰化が促進されます。

ハイドロキシアパタイトが95〜97%のエナメル質では、積極的に唾液やプラークのカルシウムイオンやリン酸イオンの交換によって歯の表面にリン酸カルシウムが生成され、再石灰化して歯質を補っているのに対し、ハイドロキシアパタイトがセメント質では45〜55%、象牙質では65〜70%とその組成は大きく異なり、根面部のう蝕感受性が高くなります。臨界pHは、永久歯エナメル質では5.5〜5.7であるのに比較して、根面う蝕の発生部位であるセメント質は6.4、象牙質では5.7〜6.2と高く、根面部のう蝕抵抗性が低いことは明らかです。そのような条件下で、唾液分泌低下や唾液分布異常などのドライマウスをともなうと再石灰化の速度が遅滞するだけでなく、唾液の浄化作用も低下しているために口腔内が不潔な状態になりやすくなります。さらに、唾液・プラークともに緩衝能が低くなるのでpH改善に時間がかかるために脱灰時間が増え、う蝕発生のリスクがより高まります。

図5 プラークのpHの変化

参考文献2より引用

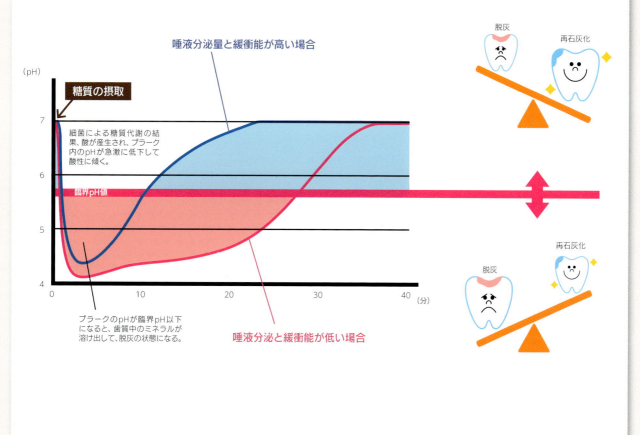

2 ドライマウスの基礎知識

次に、ドライマウスについて確認していきましょう。

1 唾液とドライマウス

根面う蝕と唾液

ドライマウスとは、文字通り「ドライ＝乾いた」、「マウス＝くち」であり、口が乾いた感じや乾燥している状態を示し、単に「唾液がない＝唾液分泌低下」や電解質の異常から脳の口渇中枢が作用して「水が飲みたい＝喉が渇いた（口渇）」だけを表現しているものではありません。その症状として、歯科専門家の他覚的所見のない「口腔乾燥感のみ」、所見のある「粘膜の乾燥」「唾液分泌低下」があります（図6）。ドライマウスは口腔内環境を変化させることから、口腔内違和感、嚥下困難感などに加え、う蝕発生のリスクになることは先に述べた唾液の浄化作用や脱灰抑制作用から容易に理解できると思います。

図6 ドライマウスの原因

参考文献1～5より引用

他覚的な乾燥所見なし（口腔乾燥感のみ）

他覚的な乾燥所見あり（粘膜の乾燥、唾液分泌低下）

唾液分泌変化なし

- **唾液分布異常**
  ①口腔周囲筋のアンバランス、円背、肩こりなど
  ②舌浮腫
  ③ストレス
- **感覚異常**
  ①薬物性異常感覚
  ②異常運動
- **精神疾患関連**
- **唾液の過蒸散**
  ①口呼吸
  ②夜間口腔乾燥
- **口腔粘膜の萎縮**
  ①舌乳頭の萎縮・減少・消失
  ②その他の粘膜萎縮

唾液分泌低下

- **神経伝達異常**
  ①神経性唾液分泌低下
  ②薬物性唾液分泌低下
  ③生理的唾液分泌低下
- **唾液腺の変性・破壊**
  ①加齢
  ②シェーグレン症候群など
  ③放射線治療
  ④腫瘍や外傷
  ⑤その他：糖尿病など

円背

夜間の口呼吸

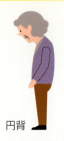
薬の服用

シェーグレン症候群

2 根面う蝕に関連の深いドライマウスの状態と原因

ドライマウスは、1つの原因で発症していることは少なく、主な原因を中心に関連因子に配慮しながら対応しなければなりません。ここでは根面う蝕に関係するドライマウスの原因・状態について、整理したいと思います。

原因❶ 唾液分布異常

唾液分泌量が正常であっても、強い咬みしめや食いしばりなどによって分泌された唾液が適切に口腔内に分布しないことがあります。このような方は頬側に骨隆起を認めることも多く、骨隆起が物理的に邪魔をして唾液分布不良となっていることも少なくありません（図7）。たとえば骨隆起が壁となって、耳下腺から分泌された唾液が口腔前提に貯留したままになっている状態を確認できます。

また、円背（図8）があると舌位が前方低位になるので、舌と下顎がつねに接触するようになります。すると舌背部や歯間部に流れるはずの唾液が舌に邪魔され、口腔底に貯留し、本来の唾液の流れが阻害されます。舌がむくんだ舌浮腫でも同様の状態になります。このような状況では、唾液本来の脱灰抑制、浄化作用が低下し、う蝕が発生しやすくなります（図9、10）。

図7 強い食いしばり

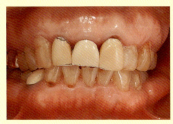

食いしばりが強く、骨隆起などができている。骨隆起が唾液の良好な流れを妨げ、う蝕に罹患しやすくなっている。

図8 円背

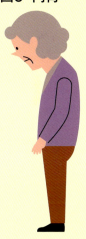

図9 円背・舌浮腫の方の唾液の流れ

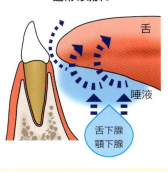
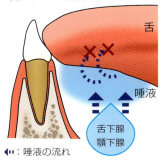

舌と下顎の歯が接触することで舌下腺、顎下腺から分泌された唾液の舌背部への流れが遮断され、舌下部（口腔底）に貯留する。

図10 円背の方の舌

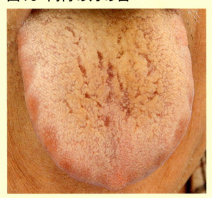

円背（猫背）の人は舌位が下方で前方になるため、舌が歯に接触して歯型（歯痕）を認める。

> **臨床のヒント** 食いしばらないように頭頸部・口腔周囲筋のマッサージや、姿勢の指導などを行います。

原因❷ 唾液の過蒸散

夜間の睡眠中は、どんな人でも唾液分泌はほとんどなく、口腔粘膜の保湿力で口腔内は潤いを保っています。そのような状況で開口状態で寝てしまうと、口腔粘膜に保有されていた唾液までが過剰に蒸発して乾燥してしまいます（図11）。通常、鼻や口から吸い込まれた吸気は33℃ほどに加熱され、水蒸気量も飽和となって肺へ送り込まれます。口で呼吸をすると唾液を使って加湿しなければならなくなり口腔から水分がとられることになります。

開口の原因として睡眠時無呼吸症などの全身疾患や鼻疾患を連想しやすいですが、多くは歯列や咬合関係、口唇閉鎖に関与する筋の筋力低下による開口、食いしばりなどによって閉口筋の緊張への反動による開口などの口腔機能に関するものです。口腔内が不潔で睡眠時間が長い場合は、この夜間開口も根面う蝕のリスクとなります。

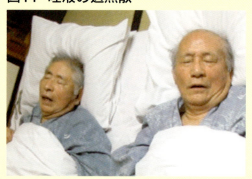

図11 唾液の過蒸散

分泌された唾液に対し、口呼吸などで過剰に唾液が蒸発すると口腔内は乾燥する。

臨床のヒント　対応として、清潔にしてから睡眠をとるように口腔保健指導をしながら、口腔周囲筋のバランス改善のための口腔機能向上訓練やマッサージを行ったりします。また、どうしても改善が難しい場合は、マスクの着用や部屋の加湿を徹底して蒸発を少しでも防止したり、口腔保湿剤の応用をうながしたりします。

原因❸ 唾液分泌低下

❶女性

ドライマウスを訴える方は男性よりも女性の方が多いと言われています。女性は男性よりも唾液腺の体積が小さいので唾液分泌量が少ないのですが、これがドライマウスの原因とは言えません。その訴えが更年期の世代や妊娠中に多いことから、性ホルモンの影響もあると言われています。ただし、統一された見解とはなっていないのが現状です。また、シェーグレン症候群などの唾液腺が破壊される自己免疫疾患の発生率は女性に高く、それらの疾患発症の予備軍として症状を訴える場合も少なくないと考えられます。

❷加齢

健康な高齢者の唾液分泌量については、意見が分かれる場合がありますが、近年、唾液腺の脂肪変性や線維化から腺房部の細胞減少、少ない咀嚼回数や単調な生活から腺房細胞の萎縮によって安静時唾液分泌は減少傾向にあるものの、刺激時唾液は減少しない、というのが一般的な考えとなっています。実際、唾液の産生・分泌機能の予備力が高齢者になると少なくなるので、体調不良などになると唾液分泌量が低下しやすいと考えられています。

臨床のヒント　日常生活の活動量を増やす生活指導を行うとともに積極的に刺激時唾液を増加するために唾液腺マッサージなどの口腔機能向上訓練が応用されます（図12）。

図12 唾液腺マッサージ

参考文献6より引用

耳下腺マッサージ

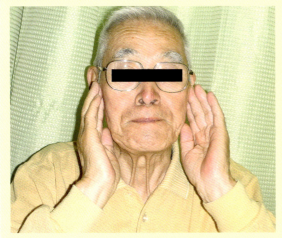

耳の脇を後ろから前へ回す

顎下腺マッサージ

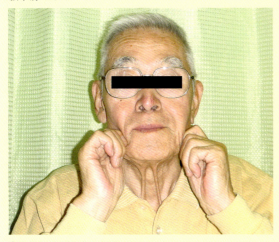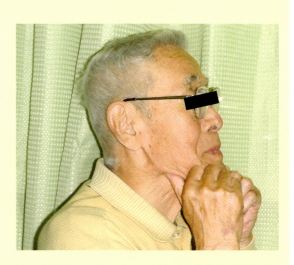

顎のえらの下を上に押す

舌下腺マッサージ

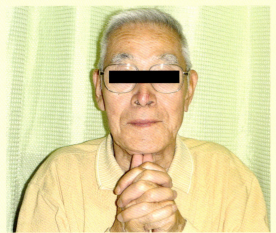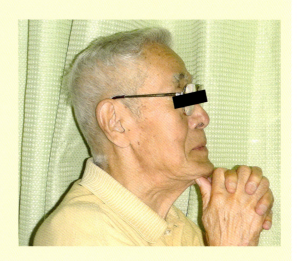

顎の下を親指で上に押す

原因❸ 唾液分泌低下（つづき）

❸ストレス・緊張

唾液は、副交感神経のムスカリン受容体の刺激と交感神経の自律神経の二重支配で調節されています。副交感神経終末から分泌されたアセチルコリン（ACh）が唾液腺の血管側の膜細胞上のムスカリン受容体を刺激すると、タンパク質が少なく水分の多いサラサラの漿液性の唾液が分泌されます。一方で交換神経では、β受容体を介してタンパク質を唾液腺管内に分泌する役割があるため、粘液性のネバネバな唾液が分泌されます。この神経作用は一方の神経活動が高まるともう一方の神経活動が低下します**（図13）**。つまり、緊張して交感神経優位になるとタンパク質が豊富なネバネバした唾液となり、リラックスすると水分の豊富なサラサラ唾液が出てくるというわけです。

また、交感神経が優位なときは唾液量が減少するので、少ない量でネバネバした唾液となり、通常では気にならない唾液がかたまりのように感じて、邪魔で話しにくくなったり、文字通り「固唾（かたず）を飲む」というような状況になります。

図13 ストレスと唾液の量・質の関係

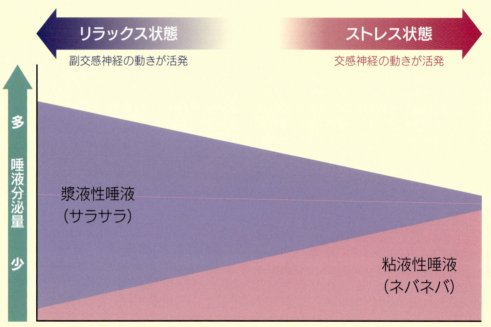

リラックス状態では漿液性細胞が分泌したサラサラの唾液が、ストレス状態では粘液性の細胞が分泌したネバネバの唾液が多く分泌される。漿液性唾液と粘液性唾液の量は互いに反比例する（参考文献1より引用）。

咀嚼や味覚刺激は唾液腺の副交感神経に作用します。サラサラの漿液性の唾液が出てくるので、よく噛みおいしく食べることが唾液分泌低下を防ぎ、根面う蝕予防になるといえます。

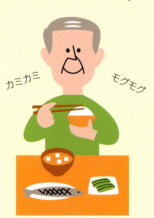

❹唾液腺の機能障害

唾液腺などの外分泌線を破壊するシェーグレン症候群やミクリッツ病、同じ自己免疫疾患である慢性関節リウマチ、全身エリテマトーデスなどでは明らかな唾液分泌低下が認められます。唾液分泌量が減少すると口腔粘膜が乾燥し、萎縮することによって唾液の保湿力の低下や自浄作用の低下から剥離上皮が残存する症状がみられます（図14）。

また、頭頸部領域の放射線治療や唾液腺腫瘍・外傷も唾液腺を破壊し、唾液分泌量を減少させます。

図14 シェーグレン症候群

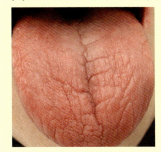 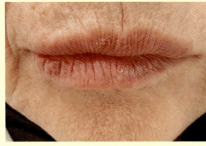 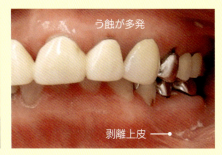

重度の口腔乾燥状態を呈し、多発う蝕の傾向や口腔内に剥離上皮の残存を認める。

①積極的にフッ化物を応用する

唾液腺の機能が障害されている場合、積極的な保湿と残っている唾液腺から分泌をうながす唾液分泌促進作用のある薬物療法を行うことがありますが、唾液腺の障害度によって唾液がまったく分泌されないこともあります。なお唾液がない場合は、積極的にフッ化物応用を行う必要があります。

②唾液腺破壊の原因疾患の早期発見へつなげる

このような患者では、根面う蝕が急速に生じてきます。本人や周囲の医療者がこれらの病気に気づく前にう蝕が多発して、病気自体の早期発見につながることがあります（図15）。

図15 う蝕多発傾向患者の口腔内

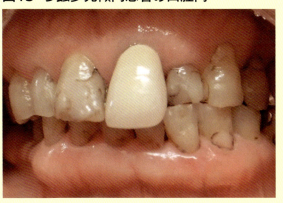

口腔乾燥の自覚はないが、1年間の歯科健診のたびにう蝕を指摘され治療が続いたことで不安になり、大学病院を受診。唾液分泌が低下し粘膜もやや乾燥を認めた。唾液分泌量の検査を実施し、口腔外科にて口唇組織検査などを施行してシェーグレン症候群と診断された。

❺電解質の異常　糖尿病では利尿作用により水分量と同時に体液中の電解質が失われ、唾液分泌低下が起こります。このように電解質のバランス異常によって脱水となっている場合には、脳の口渇中枢の浸透圧受容器が刺激され、喉が渇いたと感じ、唾液分泌量が低下します。

原因❸ 唾液分泌低下（つづき）

❻服用薬

多くの高齢者は、高血圧、糖尿病といった慢性疾患や、眠れない、精神的不安定といった生活のしづらさのために多くの薬を長期にわたって服用しています。年齢が増えると何らかの薬を服用している割合が増加し、平均服用薬数も増加します。60代から4～6剤を服用している人が次第に増え、80代になると7～9剤、あるいは10剤以上という人もいます[8]（図16）。

わが国で口腔乾燥を引き起こす薬剤は700～800種類以上とも言われ、その種類も多岐にわたっています。特に副交感神経のムスカリン受容体や交感神経に直接的に作用する薬では、腺房細胞間のシナプス伝達に対して作用するために明らかに唾液が減少し、自覚症状も強くなります（表1）。他には、ループ系利尿薬やカルシウム拮抗薬などの高血圧治療薬、脳のリラックス受容体とも言えるベンゾジアゼピン受容体に関与する薬剤では顕著に唾液分泌が抑制されます（表2）。

図16 高齢者の多くは薬を服用している

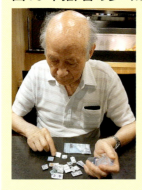

いつから、どれくらい薬を飲んでいるかも確認するとよい。

表1 抗ムスカリン作用による唾液分泌低下となる可能性のある薬の例

薬の種類	一般名	主な商品名
副交感神経遮断薬	アトロピン	ホエイ
	ピペリドレート塩酸塩	ダクチラン
	ピレンゼピン塩酸塩水和物	ガストロゼピン®
	トリヘキシフェニジル塩酸塩	アーテン®
	メペンゾラート臭化物	トランコロン®
	チメピジウム臭化物水和物	セスデン®
	ブトロピウム臭化物	コリオパン®
	ブチルスコポラミン臭化物	ブスコパン®
	プロパンテリン臭化物	プロ・バンサイン®
抗うつ薬	アミトリプチリン塩酸塩	トリプタノール
	クロミプラミン塩酸塩	アナフラニール®
	イミプラミン塩酸塩	トフラニール®
	アモキサピン	アモキサン®
	ノルトリプチリン塩酸塩	ノリトレン®
	マプロチリン塩酸塩	ルジオミール®
	ミアンセリン塩酸塩	テトラミド®
	フルボキサミンマレイン酸塩	デプロメール®
	パロキセチン塩酸塩	パキシル®
抗精神病薬	クロルプロマジン フェノールフタリン酸塩	ウインタミン®
	ハロペリドール	セレネース®
	ピモジド	オーラップ®
	クロカプラミン塩酸塩水和物	クロフェクトン®
	スルピリド	ドグマチール®
古典的な抗ヒスタミン薬	ジフェンヒドラミン塩酸塩	レスタミン
	d-クロルフェニラミンマレイン酸塩	ポララミン®
	ヒベンズ酸プロメタジン	ヒベルナ®
	ヒドロキシジン塩酸塩	アタラックス®
	シプロヘプタジン塩酸塩水和物	ペリアクチン
頻尿・尿意切迫・尿失禁治療薬	オキシブチニン塩酸塩	ポラキス®
	プロピベリン塩酸塩	バップフォー®
	フラボキサート塩酸塩	ブラダロン
気道収縮の抑制	イプラトロピウム臭化物水和物	アトロベント®エロゾル
	オキシトロピウム	テルシガン®エロゾル

参考文献7より引用改変

表2　抗ムスカリン作用以外で唾液分泌低下を生じる可能性のある薬の例

薬の種類		一般名	主な商品名
高血圧治療薬	ループ系利尿薬	フロセミド	ラシックス®
	α₂受容体刺激薬	クロニジン塩酸塩	カタプレス®
		メチルドパ	アルドメット®
	α₁受容体刺激薬	プラゾシン塩酸塩	ミニプレス®
	ACE阻害薬	エナラプリルマレイン酸塩	レニベース®
	カルシウム拮抗薬	ニカルジピン塩酸塩	ペルジピン®
		ニフェジピン	アダラート®
睡眠薬		リルマザホン塩酸塩水和物	リスミー®
抗不安薬		エチゾラム	デパス®
		アルプラゾラム	ソラナックス®
抗けいれん薬		カルバマゼピン	テグレトール®
中枢性筋弛緩薬		エペリゾン塩酸塩	ミオナール®
		チザニジン塩酸塩	テルネリン®
抗パーキンソン薬		レボドパ	ドパゾール®
		アマンタジン塩酸塩	シンメトレル®
消化器潰瘍治療薬	H₂受容体拮抗薬	ファモチジン	ガスター®
	プロトンポンプ阻害薬	ランソプラゾール	タケプロン®
気管支拡張薬		テオフィリン	テオドール®

参考文献7より引用改変

臨床のヒント

①服薬が原因であることを患者に伝えるときは要注意
　服用している薬剤が明らかに口腔乾燥の原因であっても、全身状態のために服用を中止することは困難な場合が多く、仮に服用を中止してもすでに長い服用期間や多量の服用であると容易に改善しないことを臨床でよく経験します。また、「飲んでいる薬が原因です。だからやめない限り治りません」などと安易に患者に説明すると早く治りたい一心で、自己判断で服薬を中止してしまうこともあるので配慮が必要になります。

②薬の処方医師と連携する
　薬を処方している医師が口腔乾燥について理解を示していないこともあるので、服用薬の減量、中止、変更などのその対応を患者任せにするのではなく、担当歯科医師、歯科衛生士による情報提供を行う必要があります。また、医薬品添付文書の副作用については、「唾液分泌低下」や「ドライマウス」という表記はなく、「口渇」との記載が多いので注意が必要です。

③十分な医療面接を行い、服薬状況を知る
　唾液分泌低下を生じると考えられる薬を服用してすぐにドライマウス症状が出るとは限らなかったり、一剤で服用している際は症状がないにもかかわらず多剤服用となると症状を強く訴える方もいるので、詳細な医療面接が必要となります。服用数、服用量、服用期間とドライマウスとの関係についての統一見解はなく、現在もさまざまな、調査・研究が行われています。

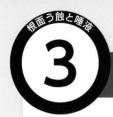

ドライマウス予防と根面う蝕

筆者が健康な高齢者に行った調査では、ドライマウス発症と"歯磨剤の使用""歯間ブラシの使用"において負の関連を認めております[8]。また、歯周病が歯肉退縮の原因となり根面う蝕のリスクとなります。高齢者のドライマウスは加齢や服用薬によるため対応法がないという前提で指導している傾向があるものの、その発症予防に通常の歯科治療や口腔保健指導が効果を示すことが推察されます。

根面う蝕の予防にはフッ化物の応用も重要なことから、ドライマウスになってから対応するのではなく、口腔内環境が良好なときからフッ化物配合歯磨剤を使用した積極的な口腔内管理を支援することが重要です。

〈参考文献〉

1. 遠藤眞美, 柿木保明. 唾液の力 —唾は万病の薬— 第1回:食と唾液. 歯科衛生士 2011;35(1):64-68.
2. 遠藤眞美, 柿木保明. 唾液の力 —唾は万病の薬— 第3回:唾液の緩衝能. 歯科衛生士 2011;35(3):56-60.
3. 遠藤眞美, 柿木保明. 唾液の力 —唾は万病の薬— 第2回:抗菌作用. 歯科衛生士 2011;35(2):60-64.
4. 遠藤眞美, 柿木保明. 唾液の力 —唾は万病の薬— 第4回(最終回):唾液とドライマウス. 歯科衛生士 2011;35(4):59-63.
5. 遠藤眞美. 口腔機能の加齢変化(2) 口の"乾き"と"渇き". 歯界展望 2014;123(4):818-819.
6. 遠藤眞美. 鶴岡口腔機能向上マニュアル じょんぶじょんぶ体操. 山形:鶴岡歯科医師会, 2009.
7. 望月真弓. 高齢者への薬物投与の実態と口渇副作用情報の持つ意味. 日本ヘルスケア歯科研究会誌 2005;7(1):46-56.
8. 遠藤眞美, 久保田有香, 久保田潤平, 村松 宰, 内山公男, 岸本悦央, 佐藤裕二, 山下喜久, 柏崎晴彦, 伊藤加代子, 柿木保明. 高齢者のドライマウスのリスク因子に関する研究—歯科外来受診高齢者における検討—. ヘルスサイエンス・ヘルスケア 2013;13(2):60-66.

3 頭頸部領域の放射線治療による口腔への影響

唾液分泌の低下は、頭頸部癌の放射線治療、シェーグレン症候群や糖尿病等の全身疾患合併や薬の影響でみられることがあり、それらの患者が歯科医院を訪れる機会が多くなっています。ここでは、放射線治療による唾液分泌低下により起きた根面う蝕の病状と対応について述べます。

1 頭頸部癌の治療による口腔への副作用

　頭頸部とは顔面から頸部を指し、口腔、咽頭、喉頭、鼻腔、副鼻腔、甲状腺、唾液腺、頸部食道が主な領域となり、この領域から発生する癌腫を頭頸部癌といいます（図17）。頭頸部領域では、頭頸部癌に対して手術と放射線治療が行われます。

　放射線治療は局所的な治療であり、その作用も副作用も照射された部分（放射線照射野）のみに発生します。放射線治療を受けた450例の頭頸部癌患者の大規模調査では、83％の患者に口腔粘膜炎が発症し、29％は重篤な粘膜炎を呈したとされています[1]。その結果、患者からの訴えは、痛い、味がわからない、食べられない、辛いとなり、時には治療を止めたいと言われる方もいます。

　一方、化学療法（いわゆる抗がん剤治療）を併用する化学放射線療法では、その作用は放射線が照射された部位のみならず、その薬剤の特徴に応じた作用も副作用も全身に発生します。また、放射線照射野の副作用は、化学放射線療法の方がさらに強く出る傾向があります。化学放射線療法は、放射線療法単独と比較して、治療成績が優ることが報告され、化学放射線療法が行われることが多くなっています[2,3]。さらに頭頸部癌のうち、特に咽頭癌および喉頭癌では、喉頭機能温存（発声の温存）の点からも化学放射線療法が行われることが多くなっています。なお、放射線治療のみを受けたとされる患者で、照射野外の部位に脱毛、皮膚および爪等の変化がある場合には、化学療法が併用されている可能性が考えられます。

　頭頸部癌以外では、白血病治療において造血幹細胞移植の前処置として、化学療法と併用され、放射線の全身照射が行われることがあります。頭頸部癌に対する照射よりは線量が少ないですが、口腔や咽頭に照射されるため、口腔乾燥が生じることがあり、う蝕予防管理が必要な場合があります[4]。

　放射線治療は癌細胞を根絶させるために行われますが、その一方で照射範囲の粘膜や皮膚および唾液腺、下顎骨などの正常組織にも障害が生じます。この障害には、放射線治療を行っている最中から生じる急性期の障害と、数ヵ月から年単位で生じる晩期障害があります。

図17　頭頸部癌の発生部位

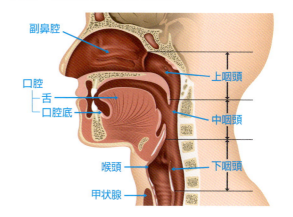

2 放射線治療により口腔に現れる急性期障害

　急性期の障害は、粘膜炎による疼痛、出血、味覚障害、唾液分泌障害、カンジダの繁殖などです。特に口腔粘膜が照射範囲に含まれる口腔癌および中咽頭癌においては、口腔粘膜に強度の粘膜炎が発生し**（図18）**、上記の障害の中でも強度の疼痛のために経口摂取障害が生じ、時には歯磨きも不可能となります。口腔の後方から咽頭部の照射線量が多くなる上咽頭癌や下咽頭癌では疼痛、口渇、嚥下障害、唾液分泌障害などが生じます。口蓋の照射線量が多くなると、粘膜炎に加えて口蓋腺の分泌が障害される傾向があります。唾液腺癌では照射部位に応じて障害が発生します。頭頸部癌の中でも、口腔癌、上顎癌、上咽頭癌、下咽頭癌では、病状によっては口腔粘膜に照射される場合があります。一方、喉頭癌や甲状腺癌では口腔内に放射線が照射されることは、基本的にはないので、口腔の乾燥を自覚することはないと思われます。

①照射範囲が不明な場合には、医科主治医へ対診を
　今後起きる唾液分泌低下や、発生するかもしれない顎骨壊死を注意深く観察していくために、照射範囲を把握しておくことが大切です。照射範囲が不明な場合には、医科主治医へ対診しておきます。その際、「放射線治療時の口腔ケアや放射線治療後のう蝕と顎骨壊死の予防のため、歯科でも診ていきたいので放射線治療の範囲および化学療法についてご教示をお願いいたします」と情報提供書に記載しておく必要があります。

②抜歯予防の観点から、根面う蝕を予防する
　放射線性骨壊死の予防には、放射線治療開始前に放射線照射野内の抜歯適応歯の抜歯が必要となることもあります。放射線治療範囲内の抜歯は、放射線性骨壊死の最大のリスク因子のため、抜歯予防の観点から根面う蝕の発症はぜひとも予防しておきたいです。

③支持療法が基本
　放射線治療の急性期の障害に対しては、症状を緩和し、口腔内の状況の悪化に対する支持療法が大切です。支持療法とは、癌そのものにともなう症状の軽減および治療にともなう副作用の予防や軽減させる治療です。化学放射線療法では、より抗腫瘍作用の強い治療が開発されるとともに副作用も強くなるため、治療中から支持療法による口腔内合併症の管理が重要です[5, 6]。

④不十分になりがちなセルフケアをプロフェッショナルケアで補い、う蝕を予防する
　根治治療のための放射線治療は約6〜7週間にわたって行われることが多いですが、4週間前後から疼痛が強度となり、放射線治療終了後の2週間程度までは、歯磨きが障害されることが多く、放射線治療後も2〜4週間程度は十分な歯磨きが困難となることがあり、気がつかないうちに歯面表層から脱灰が始まっていることがあります**（図19-a）**。このため、放射線治療による粘膜炎が強い間は、歯科医師または歯科衛生士によるPTC（Professional Teeth Cleaning）を併用し、患者自身では可能な範囲での歯磨きと含嗽を行います。放射線治療による粘膜炎が落ち着き次第、可能な範囲から歯

図18 放射線性粘膜炎

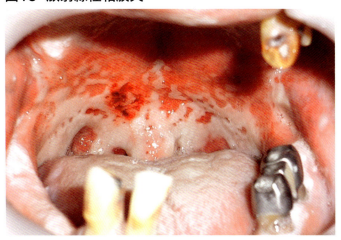

両側頬粘膜、舌、軟口蓋に、左側中咽頭癌の放射線治療にともなう粘膜炎を認める。

磨きを始めていくことで、う蝕発生のリスクを減らすことができます。図19-b はフッ化物配合歯磨剤を用いて歯磨きを励行することにより、エナメル質脱灰の進行を抑制することができたケースです。

　放射線照射自体は、エナメル質に障害を与えることはありません。象牙質では微小な硬さの変化、象牙細管の閉塞が生じますが軽度の変化であり、放射線治療後の根面のう蝕は、主に唾液分泌低下による二次的な合併症であると考えられています[7]。急性期では、歯磨きが不十分な期間が長くなることにより、う蝕が発生しやすくなり、特にエナメル質とセメント質の境界にう蝕が発生すると、根面う蝕へと移行します。

図19 動注化学放射線療法後の経過

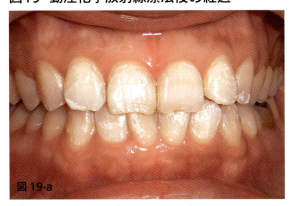

図19-a

右側舌癌における動注化学放射線療法後8週間経過。両側上下顎唇頬側面のエナメル質の脱灰を認める。

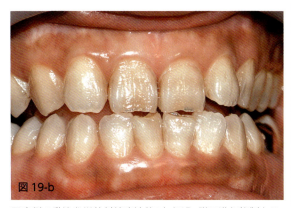

図19-b

同症例の動注化学放射線療法後7年経過。脱灰進行抑制あり。積極的にフッ化物配合歯磨剤を使用した。

3 放射線治療により口腔に現れる晩期障害

一方、放射線治療の晩期障害としては、唾液分泌低下による口腔乾燥症があります。根治的外部照射（60Gy以上）では唾液分泌障害が非可逆的なため[8]、患者は生涯口腔乾燥に悩まされます。唾液分泌低下は、唾液による自浄作用、抗菌作用、再石灰化作用を減弱させ、カンジダの繁殖[9]、プラーク付着の増加、歯周病進行にともなう歯肉退縮を来たし、根面う蝕の発症の大きなリスク因子となります。

臨床のヒント

①定期的なメインテナンスでう蝕発症に注意する
　放射線治療後のう蝕は下顎前歯部に好発する傾向があり、当院では偏光フィルターを用いた歯面の無反射撮影[10]によりう蝕の観察を行い、患者に説明しています（図20）。放射線治療による唾液分泌障害は、線量や照射範囲によっては非可逆性の場合もあり、患者は癌が治癒した後も生涯にわたってう蝕発生に注意していかなければならず、歯科でも定期的な受診が望まれます[7]。

②フッ化物等による再石灰化や歯質強化に努める
　放射線治療が終了してからは、可及的早期に通常の歯磨きを再開し、退院後はう蝕の発生の有無を経時的に診ていきます。この際、フッ化物の応用は重要です[7]。勝良らは、定期的なフッ化物応用に加えて、リンやカルシウムを含む製剤であるMIペーストを応用し、フッ化物のみでは予防できなかった放射線性口腔乾燥患者の多発性根面う蝕が予防できる可能性を示唆しています[11]。

③歯周疾患による歯肉退縮を起こさせない
　口腔乾燥に対する歯周疾患指導は重要です。放射線治療後は、アタッチメントロス[12]と歯周ポケット形成[13]が起きやすいので、十分に注意をしていないと歯頸部の根面う蝕が起きてしまいます。根面う蝕は無症状でゆっくりと進行するため気がつきにくいです。そして、一旦う蝕が進んでしまうと、歯髄炎を発症したり、次々と歯根破折したりします（図21）。口腔内に照射が行われていて、術後の開口障害をともなっている場合には、ブラッシングやメインテナンス、う蝕治療が困難となるので、さらに注意と予防が重要です。

④唾液分泌促進剤等を応用する
　放射線治療にともなう口腔乾燥に対しては、唾液分泌促進剤であるピロカルピン塩酸塩（サラジェン®）の内服や保湿剤を併用することもあります。ピロカルピン塩酸塩は、発汗や腹部蠕動亢進などの副作用があり、服用困難な場合には、漢方薬である白虎加人参湯や麦門冬湯を処方する場合もあります。

＊　＊　＊

　放射線治療にともなう口腔乾燥の予防には、唾液腺への照射の回避が有効です。医療の進歩とともに放射線照射方法は進歩しており、最新のIMRTでは耳下腺を避けた照射が可能となっています。このため、治療後の唾液分泌障害が減ることがわかってきました[14]。将来的には放射線治療後のう蝕頻度は減ってくる可能性が考えられます。

図20　動注化学放射線療法後の経過

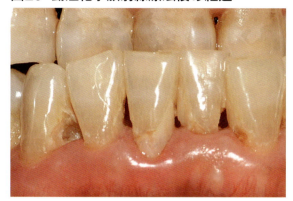

右側舌癌における動注化学放射線療法後1年1ヵ月経過。

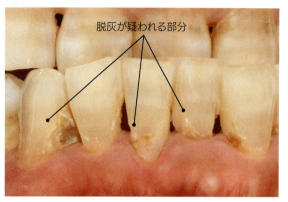

同症例の1年1ヵ月経過時の無反射撮影写真。歯頸部の脱灰が疑われる部分に白濁を認める。

図21　化学放射線療法後に根面う蝕が多発

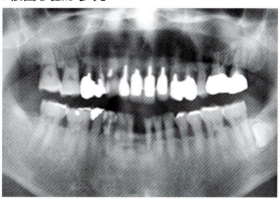

化学放射線療法前のパノラマエックス線写真。

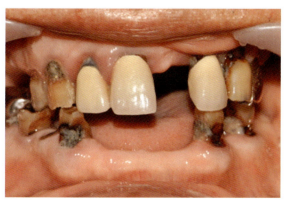

左側中咽頭癌における化学放射線療法後8年4ヵ月経過時の口腔内写真。歯の喪失と、歯頸部からの根面のう蝕が多数認められる。

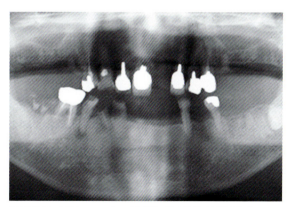

同症例のパノラマエックス線写真。歯の喪失状況がわかる。

おわりに

唾液分泌低下は、根面う蝕のリスク因子の1つですが、歯の因子としては歯列不正、不良修復処置、歯冠部う蝕、自浄性の低下などがあり、歯周組織の因子としては歯周病の程度、歯肉退縮、プラークの付着状態などがあります。加えて口呼吸の習慣、口腔乾燥など乾燥を増悪させる因子、甘いものを長時間かけて摂取する食習慣や間食、唾液の緩衝能の低下など、枚挙にいとまがありません。

このようなリスク因子がある中で、患者ができることとしては、口腔内の保清と保湿、適切な口腔清掃の励行、食後のケア、間食の改善、食後のうがいでpHを下げない工夫、甘味飲料水を飲んだ後にうがいをするなど、食生活改善の工夫があります[15,16]。

口腔清掃の励行に関しては、方法、補助器具の適切な使用が求められます。自身の歯の状況を理解して手技を正しく習得するには、歯科医療従事者の指導と患者の努力が重要です。また、食生活や間食、嗜好を正しく理解するには、歯科医師および歯科衛生士と患者がタッグを組み、患者の理解と努力を引き出すことも必要と思われます。

指導や予防処置にあたっては、成人でもフッ化物歯面塗布剤や、フッ化物の配合量の多い歯磨剤、カルシウム含有製剤の使用もよいかもしれません。放射線治療後であれば、ピロカルピン塩酸塩の服用も1つです。

口腔乾燥は患者にとって苦痛の強いものであることは、容易に想像できるでしょう。根面う蝕は、一旦発生すると治療に難渋し、治療の明確なゴールがみえにくいです。基本的な事項を遵守し、患者と協力して工夫をしながら、発症させないよう予防を心がけていくことが重要です。

〈参考文献〉

1. Vera-Llonch M, Oster G, Hagiwara M, Sonis S. Oral mucositis in patients undergoing radiation treatment for head and neck carcinoma. Cancer 2006;106(2):329-336.
2. Bernier J, Domenge C, Ozsahin M, Matuszewska K, Lefèbvre JL, Greiner RH, Giralt J, Maingon P, Rolland F, Bolla M, Cognetti F, Bourhis J, Kirkpatrick A, van Glabbeke M; European Organization for Research and Treatment of Cancer Trial 22931. Postoperative irradiation with or without concomitant chemotherapy for locally advanced head and neck cancer. N Engl J Med 2004;350(19):1945-1952.
3. Cooper JS, Pajak TF, Forastiere AA, Jacobs J, Campbell BH, Saxman SB, Kish JA, Kim HE, Cmelak AJ, Rotman M, Machtay M, Ensley JF, Chao KS, Schultz CJ, Lee N, Fu KK; Radiation Therapy Oncology Group 9501/Intergroup. Postoperative concurrent radiotherapy and chemotherapy for high-risk squamous-cell carcinoma of the head and neck. N Engl J Med 2004;350(19):1937-1944.
4. 平野慶子, 岡崎好秀, 日野香苗, 杜小沛, 下野 勉, 徳永忠之, 山岸 敦, 押野一志. 放射線治療後に多数の初期齲蝕を生じた症例へのフッ化物配合2剤型歯磨剤の応用. 小児歯誌 2005;43(5):689-696.
5. 大田洋二郎, 西村哲夫, 全田貞幹. 放射線治療と化学療法による口腔粘膜炎の症状緩和方法(焦点 がん患者の口腔トラブルとケア). 看護技術 2006;52(14):36-39.
6. 秦 浩信, 大田洋二郎, 上野尚雄, 栗原絹枝, 西村哲夫, 小野澤祐輔, 全田貞幹. 頭頸部化学放射線療法における口内炎発症頻度. 頭頸部癌 2007;33(1):48-53.
7. Kielbassa AM, Hinkelbein W, Hellwig E, Meyer-Lückel H. Radiation-related damage to dentition. Lancet Oncol 2006;7(4):326-335.
8. Möller P, Perrier M, Ozsahin M, Monnier P. A prospective study of salivary gland function in patients undergoing radiotherapy for squamous cell carcinoma of the oropharynx. Oral Surg Oral Med Oral Pathol Oral Radiol Endod 2004;97(2):173-189.
9. 斎藤美紀子, 菅原由美子, 勝良剛詞, 林 孝文, 笹野高嗣. 頭頸部癌放射線治療患者における口腔カンジダ菌種を指標とした口腔ケアの評価. 日口腔外会誌 2014;27(1):1-6.
10. 平野慶子, 岡崎好秀, 吉田絵美, 金尾 晃, 杜小沛, Rodis Omar, 松村誠士, 下野 勉, 山岸 敦, 押野一志. 口腔内写真を用いた永久歯初期齲蝕の評価. 小児歯誌 2008;46(1):59-66.
11. 勝良剛詞, 渡辺美幸, 後藤早苗, 林 孝文. 放射線口腔乾燥症におけるMIペーストの根面う蝕抑制効果 6ヵ月間の使用経験. 新潟歯学会誌 2010;40(1):53-57.
12. Marques MA, Dib LL. Periodontal changes in patients undergoing radiotherapy. J Periodontol 2004;75(9):1178-1187.
13. Katsura K, Sasai K, Sato K, Saito M, Hoshina H, Hayashi T. Relationship between oral health status and development of osteoradionecrosis of the mandible : a retrospective longitudinal study. Oral Surg Oral Med Oral Pathol Oral Radiol Endod 2008;105(6):731-738.
14. Little M, Schipper M, Feng FY, Vineberg K, Cornwall C, Murdoch-Kinch CA, Eisbruch A. Reducing xerostomia after chemo-IMRT for head-and-neck cancer : beyond sparing the parotid glands. Int J Radiat Oncol Biol Phys 2012;83(3):1007-1014.
15. 川口 充. 口腔領域に症状を現す常用薬とその臨床対応, 口腔領域に症状をあらわす薬剤. 歯界展望 2001;98(4):722-728.
16. 高柳篤史. 口腔ケアのための基礎講座(7)むし歯の発生要因. 精神科看護 2004;31(10):80-82.

PART 4

根面う蝕の細菌学

1. う蝕の成因は歯冠部と根面で異なる
2. 根面う蝕の病因

石原和幸
東京歯科大学微生物学講座

1 う蝕の成因は歯冠部と根面で異なる

う蝕は、その発生部位によって歯冠部う蝕、根面う蝕に分けられます。う蝕は、デンタルプラーク細菌による歯質の脱灰によって起こります。そのため健常な状態であればう蝕は露出している歯冠部に形成されます。これに対し根面う蝕は、歯肉の退縮等による根面露出が重要な因子となり、う蝕罹患率の低下による残存歯数の増加と平均寿命の延長によって増加します。

表1に示すように根面う蝕の成因は、歯冠部う蝕と異なります。根面う蝕にかかわる因子を具体的にオッズ比でみても、75歳以上が1.3であり、6本以上根面が露出していると5.1、4mm以上のアタッチメントロスがあると2.6といった歯冠部う蝕と異なる因子の影響を受けています[1]。

表1 歯冠部う蝕と根面う蝕の比較

参考文献2より引用改変

	歯冠部う蝕	根面う蝕
病因	●炭水化物（主に糖）の摂取 ●プラーク中細菌から産生される酸	●炭水化物（主に糖）の摂取 ●プラーク中細菌から産生される酸と生体由来のタンパク分解活性
因子	●プラークの蓄積 ●糖摂取の頻度 ●唾液量の低下 ●フッ化物への曝露（−） ●低い生活水準	●プラークの蓄積 ●糖摂取の頻度 ●唾液量の低下 ●フッ化物への曝露（−） ●低い生活水準 ●歯肉退縮・アタッチメントロス ●加齢 　……手の機能障害（しびれ、麻痺等） 　……認知機能低下
構成組織組成（重量％）	●エナメル質 　……無機質95％、有機質1％、水4％ ●象牙質 　……無機質69％、有機質20％、水11％	●セメント質 　……無機質65％、有機質23％、水12％ ●象牙質 　……無機質69％、有機質20％、水11％
う蝕プロセス	●エナメル質（臨界pH＜5.5） 　……細菌の産生する酸による脱灰 ●象牙質（臨界pH＜6.4） 　……細菌の産生する酸による脱灰、細菌の歯細管への侵入、歯細管周囲の脱灰と有機質の分解	●セメント質（臨界pH＜6.4） 　……細菌の産生する酸による脱灰、有機質の分解 ●象牙質（臨界pH＜6.4） 　……細菌の産生する酸による脱灰、細菌の歯細管への侵入、歯細管周囲の脱灰と有機質の分解

2 根面う蝕の病因

根面う蝕は、歯肉の退縮等による根面の露出後、セメント質の脱灰により始まります。デンタルプラーク細菌の産生する酸が露出したセメント質に作用し脱灰が進むと、う蝕病巣が形成されます。脱灰が続くとう蝕は象牙質に波及します。

脱灰を受ける部分の組成をみると、表1のようにほとんどが無機質であるエナメル質と異なり、象牙質、セメント質はともに20％程度の有機質を含有します。この有機質のうちほぼ90％はコラーゲンです。その違いのため脱灰の起こるpHは、エナメル質に比べて高く、脱灰が起こりやすいといえます。

さらにエナメル質では、脱灰により実質欠損が形成され、その表面に細菌が存在することになりますが、根面では脱灰の結果、有機質による構造物が残ります。そのため象牙質などでは、細菌が歯細管等の象牙質内部に侵入する点もエナメル質のう蝕と異なります。最終的にはこの有機質の構造も分解され欠損が形成されます。

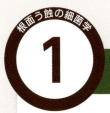

1 う蝕発症にかかわるデンタルプラークとは

ヒトは、生まれ落ちるとともに、体表ほぼ全面に微生物が定着します。これらの微生物群はヒトと共生していますが、外来微生物に曝露されたときにはその定着阻止にはたらきます。このような細菌群を「マイクロバイオーム（微生物叢）」と呼びます。

生体に形成されているマイクロバイオームは部位によって異なります。これらのマイクロバイオームは、場合によっては内因感染の病原体となり得ます。口腔にもマイクロバイオームが存在し、同じ口腔内でも、歯の表面、粘膜、唾液といった環境の異なる部位では異なっています[3]。そして歯の表面に形成されたマイクロバイオームが「デンタルプラーク」です。デンタルプラークは菌体とその産生する多糖によって構成されているため「バイオフィルム」とも呼ばれます。

細菌は、生きるためのエネルギーを産生するために糖やタンパクを代謝します。デンタルプラーク中の細菌の代謝によって産生される酸は、pH低下を招きます。pHの低下は、それに順応できる菌種の増加、つまりマイクロバイオームの変化を起こします。pH低下が進み臨界pH以下になると歯質の脱灰が起こります。当然、唾液等による緩衝・再石灰化作用があるので、すぐう蝕形成とはなりませんが、脱灰と再石灰化のバランスを越えてpHが低下し脱灰が進むと、う窩が形成されます。

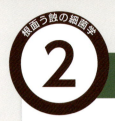

2 徐々に解明されつつある、根面う蝕にかかわる菌種

　歯面に形成されるマイクロバイオームは、歯冠と根面で異ならないことが報告されています[4]。この点から多くの場合最初の時点では、歯冠部う蝕と同様に始まると考えられます。酸による脱灰が最初のステップとすると、特定の酸産生菌種がかかわるかどうかという点が注目されます。

　ここでは、根面う蝕にかかわる菌種がどう明らかになってきたのか、主な論文を年表でみていきます。

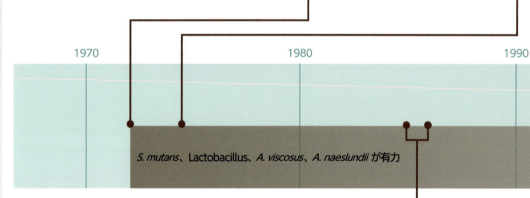

1972年
初期の研究では、病変部で検出されたのはfilament様細菌であり、検出された細菌としては*Rothia dentocariosa*、*Actinomyces viscosus*、*Actinomyces naeslundii*、*Actinomyces odontolyticus* でした[5]。これらの菌群は、酸産生能をもち、このうち *A. viscosus*、*A. naeslundii* 等の菌種については、無菌ラットモデルでう蝕原性が認められたことからその病因と考えられました。

1974年
Actinomycesと同時に *Streptococcus mutans* が検出され[6]、*S. mutans*、Lactobacillus、Actinomyces といった酸産生菌がその病因として考えられるようになりました。

S. mutans、Lactobacillus、*A. viscosus*、*A. naeslundii* が有力

1985年、1986年
根面う蝕部位と健常部が比較され、根面からの *S. mutans* と Lactobacillus が根面う蝕の活動性の予測因子となり得ることが示されました[7]。さらに病巣からは、*S. mutans*、*Streptococcus sanguis*、*Streptococcus salivarius*、*A. viscosus*、Lactobacillus が検出されるものの、う蝕病巣で有意な増加が認められたものは *S. mutans* のみであり、*A. viscosus* については、う蝕病巣よりも健常部位の方が多いことが示されています[8]。

1994年
S. mutans、Lactobacillus、Actinomyces 等の菌種がう蝕形成にかかわるとすると、う蝕の病巣で増殖する必要があります。象牙質、セメント質の脱灰に必要なpHは、エナメル質よりも高いことが知られています。象牙質う蝕病巣のpHを調べると、黄色でかつ軟化が認められる活動性の象牙質う蝕部位のpHは 4.9 ± 0.2 で、そこで認められた酸は主に乳酸です。一方黒っぽく停滞している象牙質う蝕では、pHが 5.6 ± 0.4 で主要な酸は酢酸、プロピオン酸等が検出されています[9]。この酸の違いは、この2つのタイプの病巣間でマイクロバイオームに差があることを示唆しています。

PART 4 根面う蝕の細菌学

2008年

これまでの解析では、技術的限界により、根面う蝕表面に認められる培養可能な菌種のみについて解析が行われ、培養が困難な細菌の解析が行われていませんでした。しかし、次世代シークエンサーの進歩により、これらの解析が可能となりました。根面う蝕病巣の細菌叢の網羅的解析では S. mutans、Lactobacillus、Actinomyces のみならず Atopobium、Olsenella、Pseudoramibacter、Propionibacterium、Selenomonas 等の菌種が根面う蝕病巣部の主要な菌種であることを示しています[10]。DNA マイクロアレイを用いた他の根面／象牙質う蝕病巣の網羅的解析では S.mutans、Lactobacillus 等の酸産生／耐酸性菌と、Propionibacterium、Atopobium が病巣から認められることを報告しています[11]。

2014〜2016年 （最新動向！）

以前の解析ではう蝕病巣の表面の菌叢解析であったのに対し、最近では象牙質う蝕の病巣内細菌の網羅的解析も行われています。病巣内に主要な菌種として Atopobium や Propionibacterium を認め、他方、ミュータンスレンサ球菌群の検出は1/4のサンプルのみからであることを示しています[12]。この報告は、Atopobium、Olsenella、Propionibacterium といった今まで検出されることが少なかった菌が、象牙質でのう蝕では重要な役割を果たすことを示唆しています。

脱灰の後に残る有機質の分解には唾液等に含まれる宿主由来のマトリクスメタロプロテアーゼ、システインカテプシン等の関与が示されています[13]。有機質の分解に対する細菌成分の関与については直接の関係を示すデータはいまだ報告されていませんが、病巣中に Prevotella、Propionibacterium 等のタンパク分解活性をもつ菌種が検出されており、これらの菌種が根面う蝕のプロセスにかかわっている可能性が考えられます。

今後、マイクロバイオーム解析により、う蝕リスクの高いプラークの組成と、病原性の低いプラークからどのようにシフトしていくかについての解明がなされていくと考えられます。

2000　2010　2020

次世代シークエンサー時代の幕開け！
S. mutans、Lactobacillus、Actinomyces 以外にも主要な菌が存在すると示唆される

2001年

根面う蝕病巣細菌の耐酸性を調べると、根面う蝕から分離された菌のうち pH 4.8 で生育可能なものは 21.6% であり、その中で主な菌は Lactobacillus と Actinomyces です。これに対し正常な根面から得られた菌で生育可能なものは 10.7% で、主な菌としては、Actinomyces が認められています[14]。無機質の脱灰の激しい根面う蝕病巣の菌としては、Actinomyces またはミュータンスレンサ球菌群*と Lactobacillus の組み合わせの場合が多く、脱灰の程度が低い部位ではミュータンスレンサ球菌群とそれ以外のレンサ球菌、Actinomyces、Lactobacillus、Bifidobacterium といった多様な菌が検出されることも示されています[15]。これらの結果は、ミュータンスレンサ球菌群をはじめとする病巣で主要な菌種は、病変からの検出に加え酸性環境下での発育という条件を満たしているといえます。

2009年

活動性の根面う蝕病巣では、ミュータンスレンサ球菌群、Lactobacillus、Bifidobacterium 等の耐酸性菌が検出されています[16]。これらの結果は、S. mutans、Lactobacillus、Actinomyces 等の菌種が病因となることを示唆しています。

＊ミュータンスレンサ球菌群

以前 Streptococcus mutans には、複数の血清型が存在していた。しかしそれらは後に、Streptococcus mutans、Streptococcus sobrinus、Streptococcus criceti、Streptococcus ratti、Streptococcus downei、Streptococcus ferus、Streptococcus macacae に分類された。以降これらの菌群を「ミュータンスレンサ球菌群」と呼ぶ。このうちヒトから分離されるものは主に S.mutans と S.sobrinus である。

〈参考文献〉

1. Sánchez-García S, Reyes-Morales H, Juárez-Cedillo T, Espinel-Bermúdez C, Solórzano-Santos F, García-Peña C. A prediction model for root caries in an elderly population. Community Dent Oral Epidemiol 2011;39(1):44-52.
2. Bignozzi I, Crea A, Capri D, Littarru C, Lajolo C, Tatakis DN. Root caries：a periodontal perspective. J Periodontal Res 2014;49(2):143-163.
3. Simón-Soro A, Tomás I, Cabrera-Rubio R, Catalan MD, Nyvad B, Mira A. Microbial geography of the oral cavity. J Dent Res 2013;92(7):616-621.
4. Nyvad B, Kilian M. Microbiology of the early colonization of human enamel and root surfaces *in vivo*. Scand J Dent Res 1987;95(5):369-380.
5. Jordan HV, Hammond BF. Filamentous bacteria isolated from human root surface caries. Arch Oral Biol 1972;17(9):1333-1342.
6. Sumney DL, Jordan HV. Characterization of bacteria isolated from human root surface carious lesions. J Dent Res 1974;53(2):343-351.
7. Ellen RP, Banting DW, Fillery ED. *Streptococcus mutans* and Lactobacillus detection in the assessment of dental root surface caries risk. J Dent Res 1985;64(10):1245-1249.
8. Brown LR, Billings RJ, Kaster AG. Quantitative comparisons of potentially cariogenic microorganisms cultured from noncarious and carious root and coronal tooth surfaces. Infect Immun 1986;51(3):765-770.
9. Hojo S, Komatsu M, Okuda R, Takahashi N, Yamada T. Acid profiles and pH of carious dentin in active and arrested lesions. J Dent Res 1994;73(12):1853-1857.
10. Preza D, Olsen I, Aas JA, Willumsen T, Grinde B, Paster BJ. Bacterial profiles of root caries in elderly patients. J Clin Microbiol 2008;46(6):2015-2021.
11. Aas JA, Griffen AL, Dardis SR, Lee AM, Olsen I, Dewhirst FE, Leys EJ, Paster BJ. Bacteria of dental caries in primary and permanent teeth in children and young adults. J Clin Microbiol 2008;46(4):1407-1417.
12. Obata J, Takeshita T, Shibata Y, Yamanaka W, Unemori M, Akamine A,Yamashita Y. Identification of the microbiota in carious dentin lesions using 16S rRNA gene sequencing. PLoS One 2014;9(8):e103712.
13. Takahashi N, Nyvad B.Ecological Hypothesis of Dentin and Root Caries. Caries Res 2016;50(4):422-431.
14. Brailsford SR, Shah B, Simons D, Gilbert S, Clark D, Ines I, Adams SE, Allison C, Beighton D. The predominant aciduric microflora of root-caries lesions. J Dent Res 2001;80(9):1828-1833.
15. Nyvad B, Kilian M. Microflora associated with experimental root surface caries in humans. Infect Immun 1990;58(6):1628-1633.
16. Mantzourani M, Fenlon M, Beighton D. Association between Bifidobacteriaceae and the clinical severity of root caries lesions. Oral Microbiol Immunol 2009;24(1):32-37.

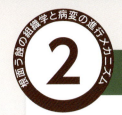

2 写真でみる歯頸部う蝕発症プロセス

　図3に、歯頸部に発現したう蝕の進行過程を示します。

　初発段階では歯頸部のエナメル・セメント境付近に不潔性沈着物がみられ、エナメル質はう蝕に罹患し、着色層と透明層が形成されています。セメント質部分では歯軸に垂直な方向に線状の着色がみられますが、これはセメント質シャーピー線維に沿って感染が進んだことを示しています。またセメント・象牙境にも着色がみられ、う蝕が境界に沿って拡大していくことを表わしています。感染したセメント質に接する象牙質には薄く着色した部分がみられ、初期のう蝕に罹患していることがわかります（図3-a）。

　う蝕が進行すると、エナメル・セメント境付近からエナメル質とセメント質は剥離脱落し、象牙質が露出します。露出象牙質の表層付近は茶色ないし黄色に着色し、着色層を形成していますが、透明層や不透明層はまだみられません（図3-b）。

　う蝕がさらに進行すると、組織の境界面に沿って拡大するう蝕により、広範囲にエナメル質とセメント質が剥離脱落し、象牙質が露出します。露出した象牙質には浅い皿型の実質欠損がみられ、表層付近は強く着色し、それより深層では明るくみえる透明層が形成されています。欠損部に対応した象牙細管は、歯髄寄りの部分で細管が黒く見える不透明層を形成しています。また象牙質は歯髄腔にやや突出し、第三象牙質の形成が認められます（図3-c）。

図3　歯頸部う蝕の進行（研磨標本）

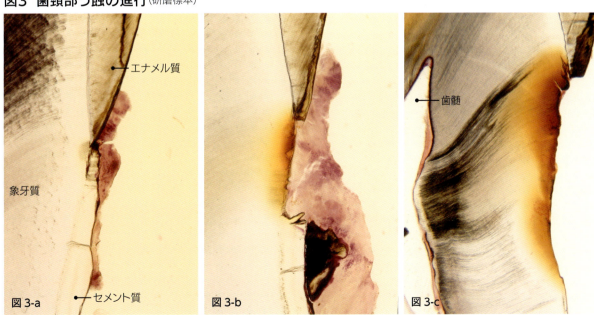

う蝕の初発段階では歯頸部のエナメル・セメント境を中心に不潔性沈着物がみられ、セメント質シャーピー線維に沿って感染が進行しているが、象牙質は露出していない（図3-a）。う蝕が進行すると、セメント質が剥離して表層付近が茶色に着色した象牙質が露出している（図3-b）。う蝕がさらに進行すると、露出した象牙質には浅い皿型の実質欠損がみられ、表層付近は強く着色し、下層に透明層や不透明層が認められる（図3-c）。

2 う蝕の進行に関係する歯の構造

う蝕の進行は、エナメル質と象牙質およびセメント質の性質や構造の違いによりその進展はまったく異なります。ここではう蝕に関係する歯の基本的組織構造と、その形態学的特徴について述べます。

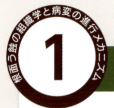

1 エナメル質の構造

特徴① エナメル質にもわずかな空隙が存在する

ヒト歯のエナメル質を電子顕微鏡で観察すると、エナメル小柱の横断像は鍵穴ないし銀杏の葉のような形をしており、主となる広い部分を「小柱頭部」または「体部」、狭い部分を「尾部」または「間質」、小柱頭部と尾部の境界部分を「小柱鞘」と呼びます。エナメル質は結晶性がよく生体中ではもっとも大型のリン酸カルシウムの結晶（ヒドロキシアパタイト）の集合からなり、長い六角柱状で、その配列方向の違いによりこのような構造をとりますが、酸に対する抵抗性も部位によりやや違いがあると考えられています。また、エナメル質の無機質は重量％では約 96 w％ですが、容量％では 89〜91 vol％と報告されています[1]。つまりエナメル質中に約1割の空間がありそこには水分と少量のタンパク質が存在します。

この空間はエナメル質結晶の間とエナメル小柱鞘と言われるエナメル小柱周囲にみられる空隙からなり、若年者では小柱鞘が広く空いていることが多く、加齢にともなって間隙が減少します[2]。またその存在部位はエナメル質表層付近とエナメル・象牙境に近い部分で明瞭であり、エナメル質中央では閉鎖されていることが多いと考えられています（**図4**）。

これは歯の発生段階のうちエナメル質形成の成熟期で起こる石灰化が、深層およびこれよりやや中層付近で早い段階から進んでいくことと関係していると思われます。最終的には表層付近の石灰化度がもっとも上昇し、深層の石灰化度はこれよりやや低くなりますが、若年者ではエナメル小柱鞘の間隙は萌出後も明瞭に観察されます。

図4 若年者のエナメル質断面（走査電子顕微鏡の反射電子像）

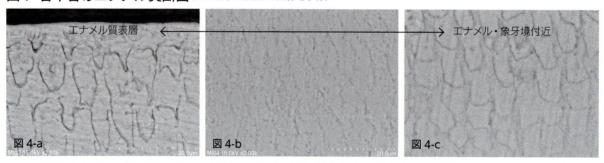

表層付近では小柱鞘が広く空いているのがわかるが（図4-a）、中層では小柱鞘が埋められており（図4-b）、エナメル・象牙境付近では再び小柱鞘の間隙が認められる（図4-c）。

特徴❷ 加齢にともない耐酸性が変化する

若年者のエナメル質表面には周波条と言われる平行な線条が観察され、そこにはエナメル小柱の断端が露出しています。エナメル質表面にプラークなどが付着すると、この小柱の断端と小柱鞘から酸や細菌が侵入してう蝕が拡大します。しかし、加齢にともなってエナメル質表層付近の小柱鞘から侵入した唾液中のカルシウムやリン酸、さらにはフッ化物の影響により、結晶性のよいヒドロキシアパタイトやフッ素化水酸アパタイトが形成されていきます。これは結晶構造の一部の水酸基（OH）がフッ化物イオン（F）に転換したfluoridated-hydroxyapatiteで、元々のアパタイト結晶より耐酸性が高くなります。また、小柱鞘も上記結晶やカルシウム欠損型アパタイト（結晶格子中の一部のカルシウムイオンが欠落したアパタイト結晶）で埋められていきます[3]。エナメル質の臨界pHは5.5前後と言われていますが[4]、このように結晶性状や密度に違いがあるため、その部位や状態により溶解性はかなり異なってきます。

特徴❸ 歯の表面は脱灰と再石灰化を繰り返す

上記のような特徴をもつエナメル質は、う蝕の初期では表面下脱灰像を呈しており、研磨標本で観察すると、レッチウス条が明瞭となる横線層とそれを取り囲むように茶色の不透明層が観察されます。さらにその周囲には明るくみえる透明層が形成されています。この病巣をコンタクトマイクロラジオグラム（CMR：軟エックス線写真）で観察すると、最表層は高度に石灰化していますが、横線層および不透明層付近までは脱灰が進んでいます（図5）。この部分は一見脱灰が順次進行しているようにみえますが、実際には脱灰と再石灰化が同時に繰り返し起きています。

電子顕微鏡でエナメル質を観察すると、小柱鞘から脱灰が進行するタイプと小柱体部から脱灰が進んでいくタイプがあります（**次ページ図6**）。高分解能透過電子顕微鏡で拡大して結晶を観察すると、原子の配列を反映した幅約0.82nmの細かい線条が60度の角度で交差している結晶格子が観察され（c軸横断像）、結晶の中央には中央線条がみられます。脱灰結晶ではこの周囲に多数の明斑が出現しているものや、側面に大きな欠損を生じているもの、結晶中央が溶解し抜け

図5　エナメル質の初期う蝕（研磨標本と同部のCMR像）

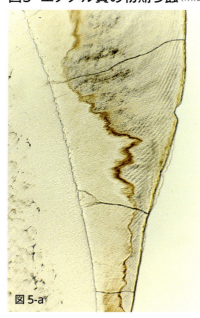
図5-a

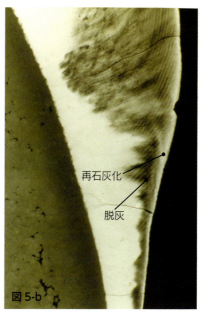
図5-b

研磨標本では横線層、不透明層、透明層が観察され（**図5-a**）、CMR像では最表層は高度に再石灰化しているが、横線層と不透明層に相当する部分は脱灰が進んでおり、表面下脱灰像を示している（**図5-b**）。

ているもの、さらに溶解が進んだ結晶の断片などが観察されます（**図7**）。

　う蝕による結晶の溶解は、多くの場合中央線条付近にある格子欠陥（刃状転位やらせん転位、原子空孔など）から始まり、原子の脱落により明斑を生じ、ここから溶解が進んで結晶中央部に大きな欠損ができ、これが外側に波及していくものと考えられています。

　一方、再石灰化した部分には3種類の結晶がみられます。前述の中央線条や辺縁の溶解部分を修復するように結晶の単位胞が成長するもの、既存の結晶がいくつか融合して成長していくようにみえるもの、さらに通常のエナメル質内にはみられない新たに形成されたと考えられるフッ化アパタイト（fluoroapatite）の特徴を示す正六角柱状の結晶の出現も観察されます（**図8**）。

　初期う蝕では、これらの再石灰化現象で脱灰により広がった結晶間隙が埋め戻され、本来のエナメル質と同様の石灰化度を示すこともしばしばあります。しかし、結晶の大きさや配列は乱れており、本来のエナメル小柱構造を回復することはできません。

図6　エナメル小柱の脱灰像（透過電子顕微鏡像）

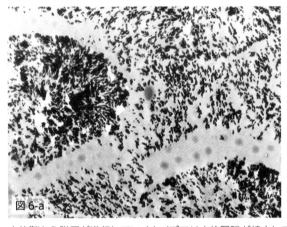
図6-a

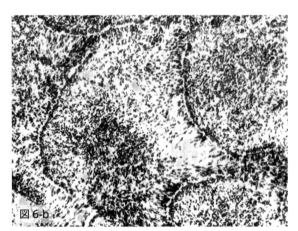
図6-b

小柱鞘から脱灰が進行していくタイプでは小柱間隙が拡大しており、そこに細菌産生物がみられる（**図6-a**）。小柱体部を進んでいくタイプでは、体部の結晶が溶解して結晶間隙が広がっているが、小柱鞘周囲には結晶が溶け残っている（**図6-b**）。

図7　脱灰結晶（高分解能透過電子顕微鏡像）

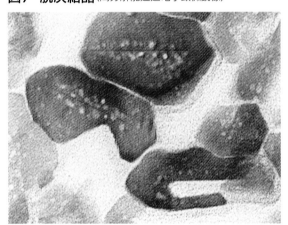

中央線条周囲の明斑が拡大し、結晶周囲あるいは中央から脱灰が進んでいる。

図8　再石灰化結晶（高分解能透過電子顕微鏡像）

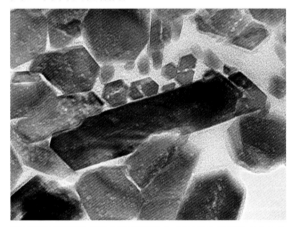

結晶隅角が明瞭で結晶成長を起こしているものが多くみられる。また正六角形のフッ化アパタイト結晶の新生も観察される。

2 象牙質の構造

特徴❶ コラーゲン線維や象牙細管が存在する

　象牙質はエナメル質と異なり生きた組織で、象牙細管が存在します。象牙細管内には象牙芽細胞突起があり、また、細管の周囲には非コラーゲン性タンパク質を含む石灰化度の高い管周象牙質が、さらに外側にはⅠ型コラーゲンを主体とする管間象牙質があります。

　象牙質を形成するのは象牙芽細胞ですが、歯冠部と歯根部の象牙芽細胞には違いがあり、歯冠部象牙芽細胞は高円柱状で象牙細管の密度も高いですが、歯根部象牙芽細胞は背が低い立方形で（図9）、象牙細管の密度は歯冠部象牙質よりやや低く、細管自体は太いことが知られています。また象牙質自体の厚みも歯冠部より薄いことにより、う蝕などの刺激がより歯髄に伝わりやすく、第三象牙質の形成反応に影響を与えていると思われます。

　歯冠部う蝕に比べ、歯根部のう蝕は速く進行するようにみえますが、これは脱灰に抵抗するエナメル質がないことや、象牙質の量が少ないこと、さらに象牙細管が太く、酸や細菌の侵入が容易であることなどが原因と思われます。

図9　歯根部の象牙芽細胞（透過電子顕微鏡像）

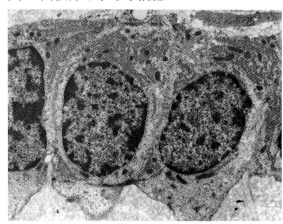

歯冠部のものとは異なり細胞は立方形で、核は明瞭であるが粗面小胞体などの細胞小器官は少ない。

特徴❷ 象牙質の結晶はエナメル質のものよりも耐酸性が低い

　象牙質の無機質は約70%であり、基本的にはヒドロキシアパタイトですが、エナメル質結晶よりはるかに小さい薄い板状構造をした炭酸含有アパタイトからできています。結晶は基質のコラーゲン線維の周期構造と一致して線維の周囲や内部に平行に沈着しているものが多くみられますが、明瞭な方向性をもたず線維間を埋めているものもあります（図10）。また単位体積あたりの結晶表面積が大きく、臨界pHは6.0～6.7前後と報告されていることから[5]、象牙質の結晶はエナメル質と比較して耐酸性はかなり低いことが明らかです。

図10　象牙質の非脱灰像（透過電子顕微鏡像）

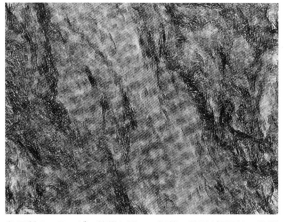

象牙質のコラーゲン線維に沿って板状の結晶が配列し、線維間には板状ないし針状の結晶が不規則に配列しているのがみられる。

特徴❸ 象牙細管が細菌や酸の侵入経路となる

　根面がう蝕に罹患すると、一般的には慢性の経過を示す平滑面う蝕であることが多いとされています。これはう窩が浅く唾液による緩衝作用や洗浄効果によりpHが下がりにくいこと、歯髄は陽圧であるため歯髄中の体液が外方に向かい、これが再石灰化液として作用するので酸や細菌の侵入に対抗すると考えられています[6]。

　慢性の経過をたどる象牙質う蝕では、表面付近で露出した象牙細管の開口部付近の管周象牙質が溶解され、管間象牙質の残存するコラーゲン線維が分解されることにより、漏斗状の細管の拡張が起こります。しかし、希に急性経過を示すこともあり、その場合は管周象牙質が深層まで急速に脱灰され、象牙細管の平等性拡張が起こります。さらに拡張された細管の一部で細菌が繁殖し、象牙細管の念珠状拡張を引き起こし、やがて管間象牙質が崩壊して溶解原巣を形成します。そして細菌の増殖が進むとその増殖圧により象牙質の成長線（主にエブネル線）に沿って亀裂が入り（裂隙）、病巣は急速に拡大します（**図11**）。

図11　歯根面部の象牙質う蝕（脱灰標本）

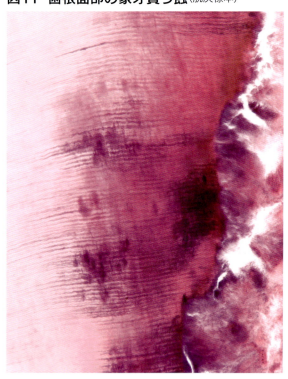

表層は崩壊し、象牙細管の念珠状拡張や裂隙の形成がみられる。

特徴❹ 表面化脱灰がみられることがある

　慢性う蝕に罹患した根面をCMRによる軟エックス線で観察すると、最表層に高石灰化層が観察され、エナメル質の表面下脱灰層と類似した所見を示すことがしばしばあります（**図12**）。この部分を透過電子顕微鏡で観察すると、脱灰の比較的激しい管間象牙質部分は結晶の量が著しく減少し、残った結晶の配列もきわめて不規則で健康象牙質でみられるようなコラーゲン線維との関係は存在しません。これは結晶の脱灰による変化だけでなくコラーゲン線維自体の変性も関与しています。また、象牙質結晶の外形は板状ですが健康部分のものより薄く、結晶のc軸方向に不規則な凹凸を示しています（**図13**）。

　脱灰層の結晶は正常なものより小さくなると思われがちですが、実際には再石灰化も起こっており、かなり大きい結晶も多くみられます。この理由として、脱灰によってイオン化したカルシウムやリン酸が溶け残った結晶に再沈着したり、新たな結晶の形成に再利用され、一時的な結晶成長ないし結晶析出が起こるためと考えられています。再石灰化した部分の結晶を拡大して観察すると、大きさがきわめて異なり外形も不規則な結晶が多数混在しています（**図14**）。

図12 歯根面部の象牙質う蝕（研磨標本とCMR像）

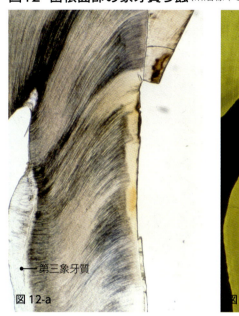
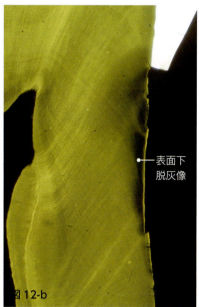

歯頸部のセメント質が剥離し、露出した象牙質表面に浅いう窩と変色がみられる。また象牙細管の走行に対応した歯髄側には第三象牙質の形成がみられ、慢性的に経過したう蝕であることがわかる（図12-a）。CMR像で同部を観察すると、露出象牙質の最表層に高石灰化層が形成されており、表面下脱灰像を呈している（図12-b）。

図13 管間象牙質脱灰部の結晶
（透過電子顕微鏡像）

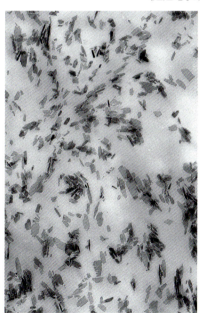

脱灰された結晶は量が健康象牙質に比べ著しく少なく、残存結晶の配列も不規則である。個々の結晶の外形は板状であるが健康部分のものより薄く、不規則な脱灰像が観察される。

図14 象牙質再石灰化部の結晶
（高分解能電子顕微鏡像）

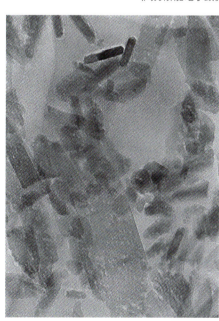

上方には通常の象牙質結晶より隅角の明瞭な六角形の板状結晶のc軸横断面が観察される。下方にはきわめて広い面積をもつ薄い板状の結晶がみられるが、これは板状結晶の側面を示したものである。また周囲には脱灰と再石灰化により外形が不規則な結晶もみられる。

3 セメント質の構造

　セメント質は象牙質と類似した組織ですが、無機質は約65%で基本的には薄い板状構造を示す炭酸含有ヒドロキシアパタイトからなり、有機質の大部分はコラーゲン線維で約30%、その他水分などが5%です。また臨界pHは6.7程度と考えられており[5]、象牙質よりも耐酸性はやや低くなります。

　歯頸部付近の歯根は主に無細胞性セメント質に覆われており、プラーク中の菌の産生する酸に触れると無機質は早期に脱灰を起こし、セメント質シャーピー線維の酸による膨化および侵入した細菌の増殖圧によりセメント質が破壊されます（**図15**）。また細胞性セメント質が罹患すると、シャーピー線維の感染に加え表面に開口しているセメント細管が細菌の主な侵入経路となり、内部のセメント小腔は細菌の繁殖場となります。う蝕はセメント層板間層やセメント・象牙境で側方に進行し、急速にセメント質を崩壊脱落させて象牙質を広く露出させます。

　一方、口腔内環境によってはセメント質が長期間残存することもあり、その場合、軟エックス線写真では表層付近に高い石灰化度を示す層が観察されます（**図16**）。高分解能透過電子顕微鏡で観察すると、通常のセメント質の結晶は象牙質とよく似ていますがやや小さく（**図17**）、高石灰化層では結晶の成長像やフッ化アパタイト様の結晶も観察されます（**図18**）。

図15　プラークに覆われたセメント質（脱灰標本）

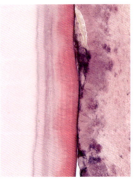

シャーピー線維に沿ってう蝕性変化が始まっており、酸の影響を受けた部分の染色性が高くなっている。

図16　露出セメント質（CMR像）

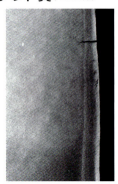

表層は高度に再石灰化しており、表面下脱灰像を呈している。

図17　正常セメント質の結晶
（高分解能透過電子顕微鏡像）

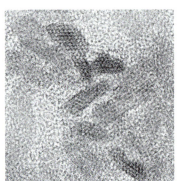

外形は不規則で結晶隅角も明瞭ではないが、内部に約0.82nm間隔の結晶格子がみられることより、結晶c軸横断像であることがわかる。

図18　高石灰化部位のセメント質の結晶
（高分解能透過電子顕微鏡像）

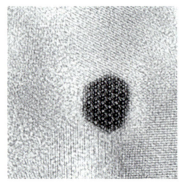

フッ化アパタイト様のc軸断面が六角形で隅角の明瞭な結晶がみられる。

3 表面下脱灰した象牙質は再石灰化するのか

前述のように象牙質う蝕でも表層が高度に石灰化し、その下層が脱灰されている表面下脱灰像を呈することはしばしばあります（61ページ図12-b）。60ページで述べたように透過電子顕微鏡で観察すると、脱灰部分の象牙質は結晶の量が健康象牙質に比べ著しく減少し、残った結晶の配列もきわめて不規則で、健康象牙質でみられるようなコラーゲン線維との関係は認められません。また、個々の結晶の外形は板状ですが健康部分のものより薄く、不規則な外形をしています（図13）。しかし、表面に近い高石灰化部分では、健康部分よりかなり大きく外形も不規則な結晶が多数混在し、隅角も明瞭なことから結晶性がよいことがわかります（図14）。これは、根面露出時に唾液や歯磨剤中のフッ化物イオンの影響で象牙質表面の石灰化が進行して耐酸性の高い結晶が形成された場合や、脱灰が起こっても、その後の口腔内環境の変化により、表層の露出したコラーゲン線維にアパタイト結晶が再沈着したためと考えられます。

しかしながら、エナメル質の表面下脱灰とは異なり、再石灰化が継続して十分な歯の修復が起きるとは考えられません。なぜなら、象牙質の結晶はエナメル質よりはるかに小さい炭酸含有アパタイトであり、臨界pHが高く溶解性が高いこと、脱灰層には多量の有機質が存在するので再石灰化が進行しても結晶は有機質に成長を阻まれてあまり大きくなれず、小さな結晶が集合したような状態になり、単位体積あたりの結晶表面積が大きくなるので溶解性も大きいと考えられるためです。

また、表面にあるコラーゲン線維は結晶沈着が起こりやすく、最表層に高度な石灰化層ができて深部までは再石灰化しません。これは抜去歯を唾液に浸漬すると、根面の残存歯根膜が高度に石灰化するが、それより深層では石灰化度の上昇がみられないという研究[7]からも推察されます。したがって、象牙質う蝕では、表面下脱灰像は観察されますが、エナメル質の初期う蝕でみられるものとは性質がまったく異なるものと考えなければなりません。

臨床のヒント

これまで述べてきたようにエナメル質と象牙質を比較すると、う蝕の進行にかかわる要素は大きく異なります。

まず、脱灰に関係する無機質量や石灰化度を比較すると、エナメル質は約96％、象牙質は約70％と無機質量にかなり差があります。結晶自体も象牙質は小さな炭酸含有アパタイトからなり、エナメル質を形成する大型のヒドロキシアパタイトより溶解性はきわめて高くなります。これは、エナメル質の臨界pHは5.5前後、一方象牙質の臨界pHは6.0〜6.7前後と報告されていることからも明らかで、象牙質の結晶はエナメル質と比較して耐酸性はかなり低いことが明瞭です。

さらに、象牙質ではコラーゲン線維や象牙細管が存在し、これが細菌の産生した酸などを深部にまで浸透させる経路となり、同じ口腔内条件ではエナメル質より早期にう蝕病巣が拡大すると考えられます。

したがって、根面う蝕が表面下脱灰状態で慢性的に経過しても、象牙質内部で徐々に脱灰が進行する可能性が高く、また外来色素や細菌産生物が沈着する余地も多いので着色が目立つようになります。根面う蝕では再石灰化が起こるとしてもその石灰化程度は弱く、エナメル質のような再石灰化による歯質の回復は期待できません。臨床的には未脱灰象牙質を露出させ、フッ化物を応用して表層に過剰な石灰化を誘導し、象牙細管の閉鎖や結晶に耐酸性を獲得させて歯質の保全を図ることも可能であり有効な方法と考えられますが、表層の硬度はエナメル質のように高くならないので、摩耗やう蝕に罹患する可能性をつねに考慮する必要があります。

column　　　　　　　　　　　　　　　　　　　　　　　　（見明康雄・東京歯科大学組織・発生学講座）

なぜエナメル質と象牙質の臨界pHは異なるのか

　エナメル質の臨界pHは5.5前後と言われていますが、象牙質の臨界pHは6.0〜6.7前後と報告されています。なぜこんなに違うのかちょっと不思議に思うかもしれませんが、この違いは組織の構造と無機質、つまりアパタイトの性質の違いからきています。

　エナメル質は約96％が無機質で、結晶（ヒドロキシアパタイト）も元々大型で結晶性がよく、萌出後は唾液中のカルシウムやリン酸、さらにフッ化物の影響などもあり、さらに酸に溶けにくい結晶構造に変化します。また、エナメル質内の空隙（小柱鞘や結晶間隙）も新たな結晶の沈着や既存結晶の成長により徐々に埋まり耐酸性が向上します。

　一方、象牙質の無機質は70％前後で、結晶は炭酸を含むアパタイトからなり、エナメル質より結晶構造に歪みが多く溶解性がきわめて高くなります。また、結晶サイズも1/10以下とかなり小さいので、体積あたりの表面積が増えて酸に曝される面積が増大するので溶けやすくなります。さらに、多量のコラーゲン線維や象牙細管が酸の通路となり、脱灰しやすい構造になっています。

　また、セメント質は象牙質と類似した組織ですが、無機質は約65％で薄い板状構造の炭酸含有ヒドロキシアパタイトからなり、有機質の大部分はコラーゲン線維で、臨界pHは6.7程度と考えられており、象牙質よりも耐酸性はさらにやや低いと考えられています。

　なお、本書の中でもエナメル質や象牙質の臨界pHおよび無機質量の記述に違いがありますが、これは執筆者が参考とした研究論文において、前述したように測定試料である歯の加齢変化にともなう石灰化度の違いや部位による構造の変化（たとえばエナメル質の萌出後成熟現象や象牙細管の閉鎖程度）など個体差がかなりあるためと考えられます。

　同じ歯でも組織や部位により性質に大きな違いがあるので、う蝕予防処置などを施すうえでもそれぞれに合った注意が必要です。

〈参考文献〉
1. Berkovitz BKB, Boyde A, Frank RM, Höhling HJ, Moxham BJ, Nalbandian J, Tonge CH. Handbook of microscopic anatomy Vol 6: Teeth. Berlin: Springer Verlag, 1989: 309-473.
2. Miake Y, Tsutsui S, Eshita Y. Variation in the color of japanese teeth and structural changes in enamel rod sheath associated with age. J Hard Tissue Biol 2016; 25(2): 131-136.
3. Wakasa M, Nakanishi K, Manago K, Isobe T, Eshita Y, Okamoto M, Isshiki T. Fine structure of tooth enamel in the yellowing human teeth: SEM and HRTEM studies. Microsc Res Tech 2016; 79(1): 14-22.
4. Ericsson Y. Enamel-apatite solubility. Investigations into the calcium phosphate equilibrium between enamel and saliva and its relation to dental caries. Acta Odontol Scand 1949; 8(Suppl 3): 1-139.
5. Hoppenbrouwers PM, Driessens FC, Borggreven JM. The mineral solubility of human tooth roots. Arch Oral Biol 1987; 32(5): 319-322.
6. Shellis RP. Effects of a supersaturated pulpal fluid on the formation of caries-like lesions on the roots of human teeth. Caries Res 1994; 28(1): 14-20.
7. Miake Y, Miake K. A study of the effects of saliva and xylitol on mineralization of tooth root surface. J Periodontol 2000; 71(11): 1819-1820.

PART 6
根面う蝕の検査と診断

1. 早期発見・長期管理で対応したい根面う蝕
2. 根面う蝕の検査は"視診"と"触診"が基本
3. う蝕以外の歯頸部硬組織疾患
4. 根面う蝕の切削治療を考える

桃井保子
鶴見大学歯学部保存修復学講座

久保至誠
長崎大学大学院医歯薬学総合研究科保存修復学部門

福島正義
昭和村国民健康保険診療所

1 早期発見・長期管理で対応したい根面う蝕

根面う蝕は早期に発見して進行を抑制することが非常に重要です。

1 根面う蝕の治療は歯冠部よりも格段に難しい

歯肉や歯槽骨の厚みが少ないほど歯肉退縮が進行すると考えられ、ブラキシズムや不適切なブラッシングが歯肉退縮を加速します（**図1**）。歯根は中胚葉由来の象牙質からなり、本来は歯槽骨と歯肉に覆われ外部に露出してはいけない組織です。このため一旦露出するとその対応が困難です。

表1に示すように、象牙質の臨界pH（これ以下だと歯質の無機成分が溶け出す）は約6.7で、エナメル質の臨界pH約5.5に比べかなり中性に近いことがわかります。またヌープ硬さは、エナメル質が330〜400であるのに対して、象牙質は約70とされ、象牙質の硬さはエナメル質の4分の1にも満ちません。つまり、歯根は耐酸性が低くう蝕になりやすい一方で、歯ブラシで磨けば摩耗しやすいというやっかいな組織といえます。う蝕が進行すれば切削介入することになりますが、その際の修復処置は歯冠部に比べ格段に難しいのです。したがって、的確な診断によって一次予防・二次予防に努め、う蝕の進行を抑制し重症化を回避することが得策です。

図1 歯根が露出した口腔

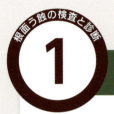

多数歯にわたり歯肉が退縮し歯根が露出している。歯根は耐酸性が低いためう蝕になりやすく、硬さが低いため歯ブラシで摩耗しやすい。

表1 エナメル質と象牙質の耐酸性と硬さの違い

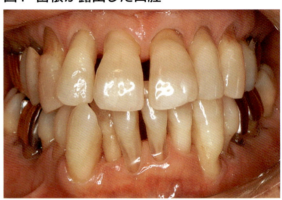

	臨界pH	ヌープ硬さ（KHN）
エナメル質	約5.5	330〜400
象牙質	約6.7	約70

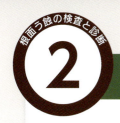
根面う蝕の検査と診断

2 根面う蝕の臨床像にみる、診断・治療の難しさ

　Bantingら[1]は、視診と触診に基づき、根面う蝕の病態を「境界明瞭で変色した軟化部で、探針が容易に挿入でき、引き抜くときに若干の抵抗があり、病変部がセメント・エナメル境あるいは根面に限局したもの」としています。根面う蝕の多くは歯肉縁に接する歯頸線付近の歯根面から発生します（図2）。特に日常的に清掃のゆき届きにくい隣接面歯頸部での発生頻度が高くなります。歯種では、上顎切歯や下顎大臼歯に多いとされています。歯頸部付近のセメント質は約20〜50μmの厚みであるため、セメント質に限局したセメント質う蝕というのは肉眼では確認できません。視診で確認できるのは、ほとんどが象牙質う蝕です。

　う蝕が歯肉縁下に及んだ場合や隣接面歯頸部に存在する場合は、う蝕の広がりが確認しづらく、窩洞形成時に外形の設定に迷い、う蝕を取り残すことがあります。

図2　上顎切歯の根面環状う蝕

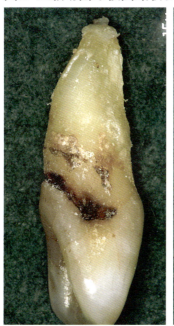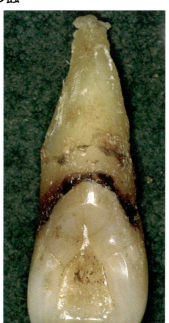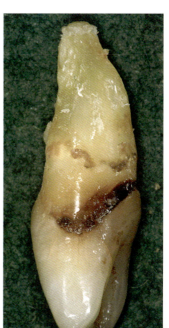

歯頸部の歯根表面を環状に取り巻くように進んでいる。

2 根面う蝕の検査は"視診"と"触診"が基本

歯冠部う蝕の検査に用いられる光ファイバー、レーザー蛍光、インピーダンス、QLF法（Quantitative Light-induced Fluorescence：定量的可視光励起蛍光法）、OCT法（Optical Coherence Tomography：光干渉断層画像診断法）などの機器類は、いずれも根面う蝕には用いられていません。また、エックス線検査は、歯根の隣接面に発生したう蝕に限って有効です。したがって検査は、もっぱら視診と触診による臨床的評価によるものであり、色（淡黄色、淡褐色、暗褐色、黒色）、表面性状（ざらつき、滑沢、つや消し、光沢）、病巣の硬さ（軟らかい、なめし革、硬い）などを指標とします。

1 触診による根面う蝕の活動性の評価

病変部の探針による触診では、硬い（hard）は「非活動性」、なめし革様（leathery：レザリー）は「非活動性もしくは活動性」、軟らかい（soft）は「活動性」と判定します（図3）。

図3 歯質の硬さと、う蝕の活動性[2〜4]

硬い（hard）・・・・▶ 非活動性のう蝕

う蝕病変部の硬さが、周囲の健全歯質の硬さと同等な場合、進行が停止期にあるう蝕である。明らかな暗褐色あるいは黒色の変色を示し、病変部はしばしば滑沢で光沢がある。

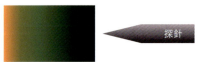

周囲の健全歯質と同程度の硬さ。

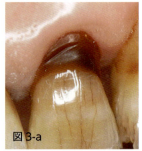

図3-a
高齢者の上顎前歯のくさび状欠損部に発生した病変。表面は暗褐色で光沢を有している。硬いため、非活動性の根面う蝕と診断した。

なめし革様（leathery）・・・・▶ 非活動性もしくは活動性のう蝕

淡黄色あるいは淡褐色の変色を示し、病変部はプラークで覆われていることがある。触診では、探針が中程度の圧で挿入でき、引き抜くときに抵抗感がある、いわゆるなめし革様の硬さを有する。「軟化」から「なめし革様」への歯面の硬さの変化は、再石灰化による非活動性への移行、また「硬い」から「なめし革様」への変化は、活動性への変化ととらえることができる。いずれにせよ、一時点でなく時間軸での判定が妥当である。

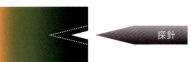

中程度の圧で挿入でき、引き抜くときに抵抗感がある。

軟らかい（soft）・・・・▶ 活動性のう蝕

進行期にあるう蝕である。病変部はプラークで覆われていることがある。歯面は湿っていて淡褐色で軟らかい。

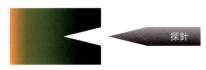

中程度の圧で容易に挿入でき、引き抜くときにまったく抵抗感がない。

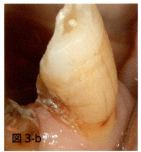

図3-b
下顎前歯の歯頸部隣接面に発生した病変。プラークを除去すると、実質欠損は浅いが、表面は湿っていて淡褐色で軟らかいため活動性の根面う蝕と診断した。

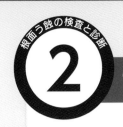

2 歯質の色、表面性状、硬さと、う蝕原性細菌数の関係

　Kiddら[5]は、患者の永久歯のエナメル・象牙境にあるう蝕象牙質を採取し、これを培養して含まれる細菌数と採取部位の硬さ、色、湿潤状態との関連を調べました。その結果、軟らかく湿ったう蝕象牙質に含まれるう蝕原性細菌数は、軟らかく乾燥したう蝕象牙質より多く、軟らかく乾燥したう蝕象牙質の細菌数は、硬く乾燥したう蝕象牙質より多かったことを報告しています。これらの結果から、硬いう蝕象牙質では、軟らかく湿ったう蝕象牙質に比べ有意に細菌数が少ないと結語しています。また、う蝕象牙質の色に関しては、着色した硬いう蝕象牙質の細菌数は、着色のない硬いう蝕象牙質よりは多いが、細菌数は100CFU/ml以下と少ないこと、細菌数は、硬いう蝕象牙質であれば着色がある場合とない場合との間に有意差がないと報告しています。したがって、着色した硬いう蝕象牙質には細菌がほとんどいないので、除去する必要がないといえます。

3 歯科疾患実態調査の根面う蝕診断基準

　厚生労働省が実施している歯科疾患実態調査は1957年から開始され、2016年まで11回実施されています。この間、根面部のう蝕の診断基準は、2005年、2011年、2016年ともに変わらず、「病変部をCPIプローブ（先端が直径0.5mmの球形）(**図4**)で触診し、ソフト感あるいはざらついた感じがある場合を、「軽度う蝕（Ci：Caries incipient）」としています。「重度う蝕（Ch：Caries high grade）」については、歯根部において説明は特にされていませんが、歯冠部の基準「歯髄まで病変が波及しているもの、またはそれ以上に病変が進行しているもの」を当てはめることができます。

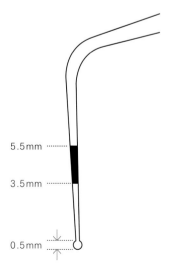

図4　CPIプローブ（WHO型プローブ）

1982年にWHOがFDIと作製。地域歯周疾患指数（Community Periodontal Index：CPI）計測用に開発された。

4 ICDASの根面う蝕診断基準

ICDAS（International Caries Detection and Assessment System）は、国際的なう蝕診断・評価システムで、世界的に広がりをみせています。ICDASでは、根面う蝕の病態に関して以下の臨床的分類（コーディング）を提案しています[6]。

根面を検査し、1根面に対して1つのコードを検査結果とします。頰（唇）側面、口蓋（舌）側面、近心面および遠心面それぞれについて検査を行います。また、歯石沈着が認められる場合は歯石除去後に根面の状態を評価します。病変は視診により、コードE、0、1、2に分類します。

図5にICDASの根面う蝕の活動性を評価するディシジョンツリー[7]を示します。この診断基準がオールマイティとは言えないため、定期的にう蝕の観察を続けることで、自分の見立てが正しかったかどうかを検証し、それを積み重ね、診断能力を高める必要があります。

＊ ＊ ＊

フッ化物を用いた非侵襲的治療の対象となる「初期の活動性根面う蝕」は、肉眼的に表面の陥凹が軽度なsoftおよびleathery lesionです。具体的には、探針によってソフト感あるいはやや粘ついた感じが触知され、実質欠損がおよそ0.5mm未満の病変と考えるのが適当です[4]。う窩のない暗褐色あるいは黒色の変色を示し、根表面に光沢があり、探針による触診で硬い病変部は「非活動性う蝕」と判断して、特に審美障害の訴えがない限りはそのまま経過観察とします（68ページ図3-a）。

図5 ICDAS：国際的う蝕検査と評価システム

コードE　歯肉退縮がなく根面が目視できない。

コード0　歯頸部に生じるう蝕以外の硬組織疾患が当てはまる。根面にう蝕を疑う色調変化が認められない。またセメント・エナメル境や根面に実質欠損が認められない。根面の実質欠損や陥凹が認められたとしても、う蝕のプロセスによるものでない場合。たとえばくさび状欠損やアブフラクション、摩耗、酸蝕症など。

コード1　5秒間エアーで乾燥後に、根面やセメント・エナメル境に限局した色調変化（暗褐色、黒色）が認められ、表面には滑沢・光沢があり硬く、実質欠損は深さ0.5mmまでの場合。「停止性（非活動性）」と判定する。

コード2　5秒間エアーで乾燥後に、根面やセメント・エナメル境に限局した色調変化（淡褐色、褐色）が認められ、表面は粗造で光沢がなく0.5mm以上の深さの実質欠損が認められる場合。ただし、なめし革様の硬さであれば「静止性」、軟らかい場合は「活動性進行期」と判定する。

参考文献6より引用

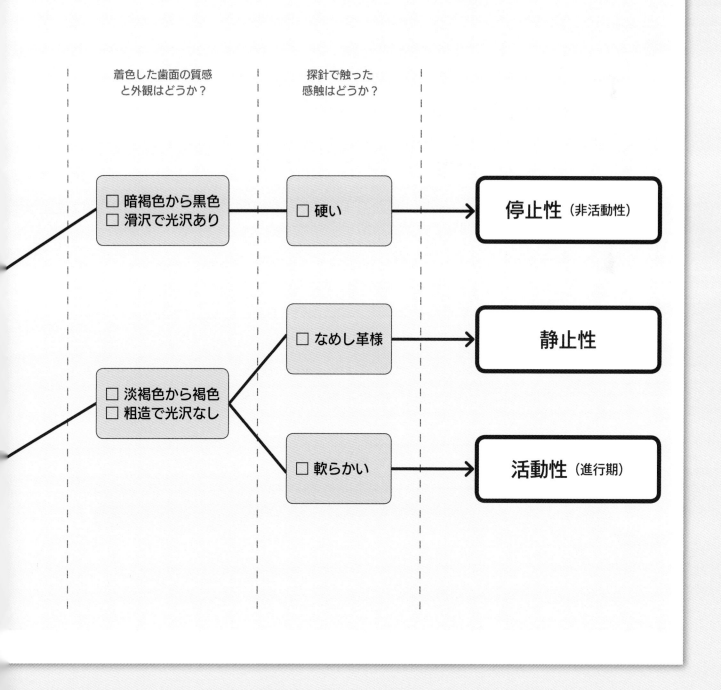

5 成人用の口腔診査票を活用する

荒川[8]は、WHO（世界保健機関、2013年）[9]が示した成人用の口腔診査票を紹介しています。この診査票は、歯冠部う蝕と根面う蝕を別々に記載する様式となっており（図6）、歯冠部と歯根部のう蝕の病態は異なることから、別々に記載する必要があると指摘しています。これを用いれば、今までう蝕の検査は歯冠部に重点がおかれていたのが、根面にも独立して注意が向き、根面う蝕の早期発見にもつながると思われます。今まで気づきづらかった初期の段階で根面う蝕が発見できれば、非侵襲的（非切削での）対応で管理していくことが可能となるので、歯冠部と歯根部を別々に分けて記載する形式の診査票の採用が推奨されます。

図6 WHOの成人用の口腔診査票[9]

歯冠と歯根を別々に記載するようになっている。

3 う蝕以外の歯頸部硬組織疾患

露出根面の実質欠損には、根面う蝕以外の原因もあります。

1 くさび状欠損

くさび状欠損はWSD（Wedge Shaped Defect）、また最近ではNCCL（Non-Carious Cervical Lesion）と呼ばれ、歯頸部に生じるくさび状の実質欠損です（図7）。う蝕に次いで多い硬組織疾患です。摩耗症の一形態で歯と歯以外のものとの接触による機械的な作用によって表在性の実質欠損が生じるとされ、細菌は関

与しません[10]。成因は、ブラッシングや不適切な歯磨剤の使用による機械的摩耗、過度の咬合力（アブフラクション）、酸蝕が複合的に関与したもので、特定することは臨床上困難です。しかし、摩耗や酸蝕が主因の場合は、欠損は露出歯根面に生じやすく表面が滑らかで、主因が咬合にある場合は、欠損が歯肉縁下に及んでいたり、エナメルにチッピングやクラックを認める場合が多くあります。

図7 くさび状欠損

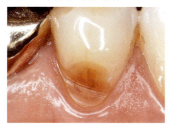
下顎右側小臼歯部のくさび状欠損。

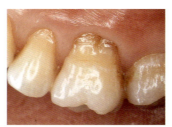
上顎右側臼歯部のくさび状欠損。

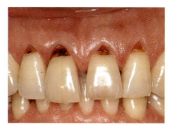
う蝕の表面は褐色で湿っており、軟らかいため活動性う蝕と診断した。不正咬合によるアブフラクションの関与も疑われる。

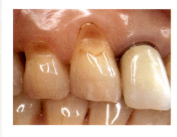

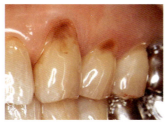

上顎両側犬歯と小臼歯にみられる歯頸部くさび状欠損は、歯面が硬く停止性のう蝕と診断した。咬合の関与、すなわちアブフラクションも疑われる。

2 アブフラクション

アブフラクション（abfraction）は、Grippo[11] が命名したラテン語の ab（=away）fraction（=breaking）からの造語です。ブラキシズムなど強い咬合や咬合異常によって、歯にたわみが生じ、歯頸部のエナメル小柱の破壊や象牙質やセメント質の微小破折が起きると考えられています（図8）。また、欠損の拡大には歯ブラシによる摩耗の関与が考えられます。多くの場合、歯頸部領域にくさび状の欠損が生じます。エナメル質に現れる所見としては、光を当ててみると微細なクラックが観察できることが多くあります[7]。

図8 アブフラクション

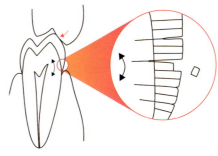

強い咬合によって歯頸部エナメル質および象牙質に引張り応力が生じて小破折や欠損が生じる（参考文献10より引用改変）。

3 酸蝕症

酸蝕症（図9）は、細菌に起因しない酸による化学的な歯の溶解です。食生活の変化にともない、現在、酸蝕症の患者は増加傾向にあるとされています。興味深いのは、酸蝕症は口腔衛生状況の良い悪いに関係せず、個人の食生活をもっとも反映していることです[12]。

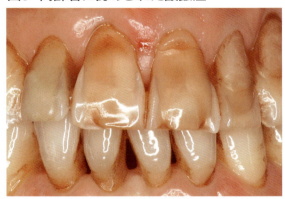

図9 高齢者に認められた酸蝕症

柑橘類の過剰摂取により上顎前歯エナメル質が溶解し、内部の象牙質が透けてみえる。外観以外不快症状はなし（兵庫県開業・楠 雅博先生のご厚意による）。

4 根面う蝕の切削治療を考える

1 切削修復の開始

根拠に基づいたう蝕感染象牙質除去の指針が確立していない現状では、実質欠損があっても切削せずに再石灰化療法によってう蝕の進行を抑制しておく方が望ましいことがあります。一方、切削して修復した方がう蝕の進行を停止するのに有効であると判断する場合もあります。う蝕治療ガイドライン作成委員会の8名の委員（臨床経験20〜38年）に、上顎前歯の根面う蝕を6年間にわたり経過観察した症例写真（図10）を提示しました[4]。上顎右側中切歯の唇側歯頸部根面のう蝕を対象とし、う蝕リスクの情報は提供せずに、2つの点について質問しました。なお、本症例では、冷水痛などの訴えがなく、かつ審美的要求もな

かったことから、患者の求めに応じ6年間経過観察を続けました。

『フッ化物を用いた非切削的治療の対象となる、欠損の浅い初期の活動性う蝕はどの段階と考えるか』という問いに対しては、すべての委員が「3年後」と回答しています。活動性う蝕と判定した理由は「う蝕の表面が湿っていて軟らかそうである」「表面に凸凹がある」「色調が淡い」などでした。また、『どの段階で切削修復に踏み切るか』という問いに対しては、「4年後」としたのが1名、「5年後」が7名でした。4年後では、フッ化物塗布などの再石灰化療法が功を奏せばそのまま管理に移行でき、5年後になると、歯面が再石灰化しても欠損がプラークの停滞しやすい形態なので修復に踏み切るという意見でした。

図10　初期の活動性根面う蝕の切削治療介入時期

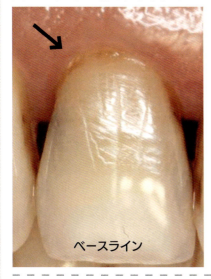 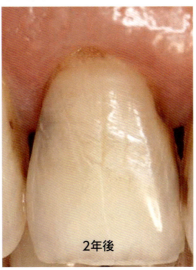 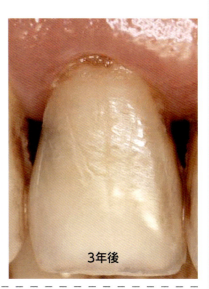

ベースライン　　　2年後　　　3年後

初期の活動性う蝕は？　　　　　　　　　　　　　　8名

切削修復開始は？

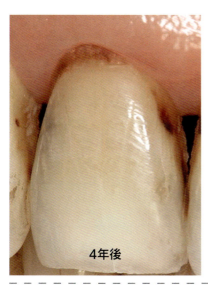 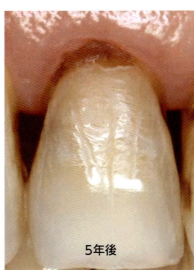 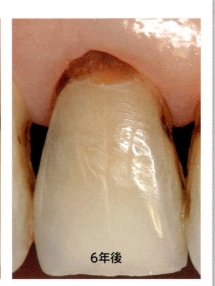

4年後　　　5年後　　　6年後

初期の活動性う蝕は？

切削修復開始は？　1名　　　7名

8名の歯科保存治療専門医の回答。対象は右側中切歯歯頸部根面。患者からの審美的要求はない（参考文献4より引用）。

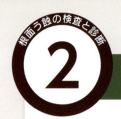

2 う蝕検知液による染色性

　根面う蝕は病変部が濃く着色し、慢性の場合などはう蝕検知液の染色性による検査が困難な場合があります。病変部が濃く変色した根面う蝕においては、う蝕検知液の染色程度によって感染歯質と非感染歯質を鑑別することは容易でありません。染色されているのかどうか不明なことがあります。

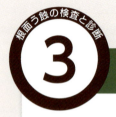

3 歯根象牙質の切削

　抜去歯による根面う蝕の深さと硬さの関係を評価した清水の研究[13)]で、そもそも歯根部の象牙質の硬さは歯冠部の象牙質の70%ほどで、う蝕における軟化のパターンも歯冠象牙質とは異なり、多くの場合、う蝕表層部から歯髄に至る全域で硬さが一様に低下していることがわかっています(図11)。咬合面う蝕では、軟化開始部に向かって急激に硬くなるため、切削のエンドポイントを感じ取ることができますが、根面う蝕では、切削を繰り返しても硬さの変化が感じられないため切削のエンドポイントがわからないかもしれません。根面う蝕に対しては、咬合面う蝕の切削修復技法をそのまま当てはめることは難しいと考えられます。

図11　根面う蝕と咬合面う蝕の軟化パターンの比較

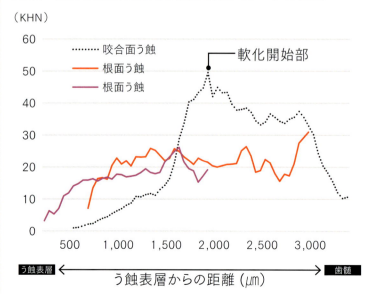

咬合面う蝕では、軟化開始部に向かって急激に硬くなるが、根面う蝕ではう蝕表層から歯髄に至る全域で硬さが一様に低下している(参考文献13より引用)。

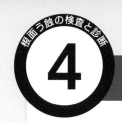

4 窩洞外形の設定

　根面う蝕では、窩縁（マージン）の設定が困難なことがしばしばです。根面う蝕の硬さは、深さ方向には報告がありますが、平面における研究は進んでいません。直視直達が困難であるという状況も加わると、根面う蝕において切削すべきう蝕感染象牙質の判定は非常に難しいといえます。

　福島[14]は、フッ化ジアンミン銀（サホライド®）の黒変を感染歯質除去の指標とするという興味深い提案をしています。これは、フッ化ジアンミン銀が感染の疑われる象牙質を黒変することを利用したものです。

おわりに

　根面う蝕は歯冠部う蝕にくらべ視診によるう蝕の発見が困難です。これは、不潔域である隣接面の歯頸部側から発生することが多いためです。エックス線検査によってでさえ、隣接面歯頸部付近の初期う蝕は発見しがたいことがあります。加えて、根面う蝕の病態にはまだ不明の点があるため、科学的根拠に基づいたう蝕感染象牙質除去の指針が確立しているとはいえません。このため、初期のう蝕はもちろん実質欠損があっても、切削せずフッ化物を利用した再石灰化療法でう蝕の進行を抑制しておく方が歯の延命につながることが少なくありません。う窩の位置や形態からう蝕感染象牙質の除去が不確実で、除去することが歯の弱体化を招くと判断できれば、切削を続けず再石灰化療法を選択することがあります。すなわち早期発見・長期管理の考え方です[15]。患者が高齢の場合、歯科医院に通院可能なうちに、今後の在宅診療で苦労しないよう、口腔内環境を整備しておき、患者や家族にう蝕を重症化させないために口腔ケアで管理していくことの重要性を伝えておく必要があります。

〈参考文献〉

1. Banting DW, Ellen RP, Fillery ED. Prevalence of root surface caries among institutionalized older persons. Community Dent Oral Epidemiol 1980;8(2):84-88.
2. Hellyer PH, Beighton D, Heath MR, Lynch EJ. Root caries in older people attending a general dental practice in East Sussex. Br Dent J 1990;169(7):201-206.
3. Beighton D, Lynch E, Heath MR. A microbiological study of primary root-caries lesions with different treatment needs. J Dent Res 1993;72(3):623-629.
4. 特定非営利活動法人日本歯科保存学会（編集）. う蝕治療ガイドライン 第2版. 京都：永末書店, 2015.
5. Kidd EA, Ricketts DN, Beighton D. Criteria for caries removal at the enamel-dentine junction：a clinical and microbiological study. Br Dent J 1996;180(8):287-291.
6. Shivakumar K, Prasad S, Chandu G. International Caries Detection and Assessment System：A new paradigm in detection of dental caries. J Conserv Dent 2009;12(1):10-16.
7. 久保至誠. なぜ、根面う蝕こそメインテナンスが大事なの？. 歯科衛生士 2016;40(10):22-23.
8. 荒川浩久. 根面う蝕予防のためのセルフケアによるフッ化物応用. 日歯医師会誌 2017;69(10):950-959.
9. World Health Organization. Oral health surveys basic methods - 5th edition. (http://www.icd.org/content/publications/WHO-Oral-Health-Surveys-Basic-Methods-5th-Edition-2013.pdf)（2017年12月31日アクセス）
10. 田上順次, 奈良陽一郎, 山本一世, 斎藤隆史. 第5版 保存修復学21. 京都：永末書店, 2017.
11. Grippo JO. Abfractions：a new classification of hard tissue lesions of teeth. J Esthet Dent 1991;3(1):14-19.
12. 田上順次（監修）, 北迫勇一（著）. 飲食物で歯が溶ける?! 酸蝕から歯を守ろう!. 東京：クインテッセンス出版, 2016.
13. 清水明彦. 根面う蝕の硬さ‐深さ曲線における軟化の特徴. 日本歯科保存学会学術大会プログラムおよび講演抄録集 2015;143:33.
14. 福島正義. 高齢者の根面う蝕の予防と治療. 日歯医師会誌 2014;67(6):496-507.
15. 桃井保子. 根面う蝕はフッ化物とグラスアイオノマーの活用で長期管理する. 日歯医師会誌 2017;70(2):96-105.

PART 7

根面う蝕の治療

① 修復材料の選択と治療法

宮崎真至
日本大学歯学部保存学教室修復学講座

② 歯周病と根面う蝕とその対応

佐藤秀一
日本大学歯学部保存学教室歯周病学講座

1 修復材料の選択と治療法

ここでは、根面う蝕の修復処置に関して、材料選択における考え方とともに、その臨床使用の勘所について考えます。

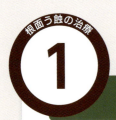

1 修復材の要件

　根面う蝕に対する治療法に関しては、本疾患が歯冠部に生じたう蝕とは異なる特性を有していることから、歯冠部に生じたう蝕とは異なる考慮事項があります。また、近年の歯質接着に関する材料および被着体である歯質に関する知識の蓄積によって、少ステップであるにもかかわらず高い接着強さと優れた封鎖性を示す製品が開発されています。さらに、機能性を発揮する修復材も市販されています。まずは、どんな修復材がよいかみていきましょう。

修復材の要件❶ 接着性と長期的封鎖性に優れた材料

　根面う蝕病巣は歯頸部に沿って環状に進行し、また病巣が除去された窩洞は、そのほとんどが象牙質で占められています。象牙質は歯髄組織と複合体を形成し、う蝕をはじめとする外来刺激に対して生活反応を生じ、細管内へのリン酸カルシウム結晶の沈着などの構造変化を示します。したがって、修復材はう蝕反応象牙質を含む複雑な被着歯面に対して接着するとともに長期的に良好な封鎖性が求められます。

修復材の要件❷ 短時間で操作が完了できる材料

　充填される部位が、充填操作が難しく歯肉溝浸出液あるいは血液の汚染を受けやすい歯頸部であることから、これらの影響を避けるためにも充填操作が比較的短時間で終了する修復システムが求められます。

修復材の要件❸ う蝕予防が付加された材料

　歯頸部あるいは隣接面という不潔域が修復部位となることから、抗う蝕作用あるいは抗菌性などの付加的な機能も望まれます。

修復材の要件❹ 色調適合性に優れた材料

　歯冠色を有するとともに色調適合性に優れることはもちろんですが、症例によっては歯肉色を有していることも望まれます。

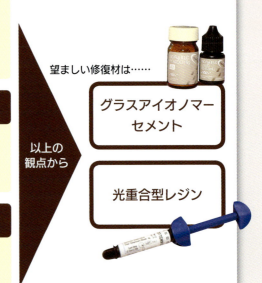

望ましい修復材は……

以上の観点から

グラスアイオノマーセメント

光重合型レジン

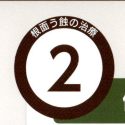

修復手技の要件

いずれの修復材においても、安定した歯質接着性を期待するという観点から、口腔内という特殊な環境要因に左右されずにその性能を発揮することが重要です。したがって、根面う蝕治療においては、材料自体の性質だけではなく、歯質に対する接着システムの違いを理解し、テクニックセンシティブ因子あるいは製品の性能を十分に発揮させる臨床手技などについて習熟する必要があります。

修復手技の要件❶ 慎重に病巣を除去する

根面う蝕は、高齢者に多く発症することから、残存歯質には加齢現象として石灰化の亢進あるいは歯髄腔の狭窄などの変化が生じています。そのために、病巣が歯髄に近接しているものの、切削時に疼痛を訴えないことも多く、この観点からは露髄等の偶発事故を生じないように慎重な病巣の除去が必要となります。

修復手技の要件❷ 最小限の侵襲にとどめる

今後も修復材の改良あるいは改善がなされるでしょうが、いずれの材料であってもその患者の生涯にわたって機能するものはなく、再修復を余儀なくされます。したがって、修復材の選択にあたっては繰り返される治療の過程で損失される歯質あるいは歯髄に対する影響についても考慮すべきです。また、MIの概念からも修復物の表面に限局した問題に対しては、歯質を積極的に保存する補修修復の応用が可能であることが望まれます。

修復手技の要件❸ 各修復材の治療手順や留意点を遵守する

根面う蝕の処置に、いずれの修復材を用いて処置を行うかは、各症例における窩洞の大きさ、位置、防湿の困難性あるいは術者の製品取扱いの習熟度によって影響を受けます。ここで注意しなくてはならないのは、これら歯質接着性材料の臨床における信頼性は、口腔内において要求された期間、その機能を果たすことであり、単に測定された歯質接着強さが他の製品に比較して高いからといって、その修復材を用いた根面う蝕の治療の成功が保証されるものではないということです。したがって、それぞれの修復材が有している性能を十分に引き出す臨床留意点を遵守する必要があります（図1）。

図1　接着性に及ぼす因子

材料因子
- 歯面処理法
- 重合硬化方式
- 材料の劣化

術者因子
- 材料の理解不足
- 技術的ミス
- 使用タイミングの不良

口腔環境因子
- プラーク
- 唾液
- 血液
- 歯肉溝浸出液
- 呼気中の水分

被着面因子
- う蝕反応象牙質
- 石灰化度
- 窩洞の位置
- 窩洞の深さ

接着性

3 グラスアイオノマーセメント修復

特徴

　根面う蝕の発症部位が歯頸部の不潔域に位置することから、残存歯質の抗う蝕性獲得が望まれ、修復材からの持続的なフッ化物徐放能、あるいはこれを取り込む性質（フッ化物リチャージ能）を有することも修復材には期待されます。また、被着歯面の防湿が困難な症例も少なくないことから、ある程度の湿潤状態にあったとしても接着性が損なわれないという性質も望まれます。これらの観点からグラスアイオノマーセメントは、根面う蝕治療材として長く臨床使用されてきたと考えられます。

　基本的なグラスアイオノマーセメントの組成は、フルオロアルミノシリケートガラスの粉部と高分子酸性溶液の液部とからなり、これらが練和・接触することによって酸-塩基反応を生じて硬化します。グラスアイオノマーセメントは充填用材料として登場して以来、さまざまな改良が加えられてきました。これらの改良は、臨床操作性因子としてポリ酸の配合変化、水硬性セメントの開発、粉末の微細化、光硬化反応の付与、あるいはレジン成分の添加などが挙げられます。また、これまで粉・液タイプが主流でしたが、ペースト・ペーストタイプの製品も開発されています（**図2**）。特に、レジンテクノロジーを用いたグラスアイオノマーセメントとして光重合型レジン添加型グラスアイオノマー（光重合型グラスアイオノマー）セメントが開発されたことが、臨床応用の拡大をもたらしたといっても過言ではありません。他の競合材料と比較して、光重合型グラスアイオノマーセメントが優れている点を**表1**にまとめました。

　しかし、グラスアイオノマーセメントは、練和が必要で充填後の付形性にやや難点があるとともに、充填後の表面滑沢性も劣ることなどの欠点を有しています。そこで、カプセルタイプとすることで自動練和する、あるいは圧接子を応用するなどの臨床的な工夫がされています。

表1　光重合型グラスアイオノマーセメントの利点

- 歯質あるいは金属に対する接着性を有する
- 接着操作のステップが少ない
- フッ化物徐放性を有している
- 生体安全性が高い
- レジンの添加によって脆性が改善
- 窩洞深部の硬化に不安が少ない

図2 光重合型グラスアイオノマーセメントとその硬化物のSEM像

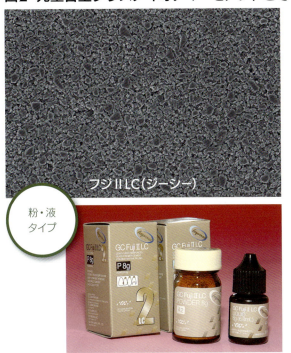

フジⅡ LC（ジーシー）
粉・液タイプ

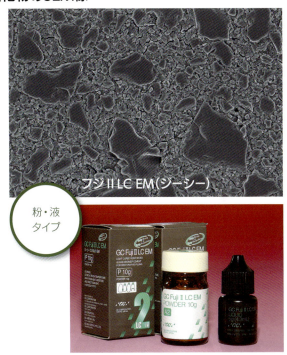

フジⅡ LC EM（ジーシー）
粉・液タイプ

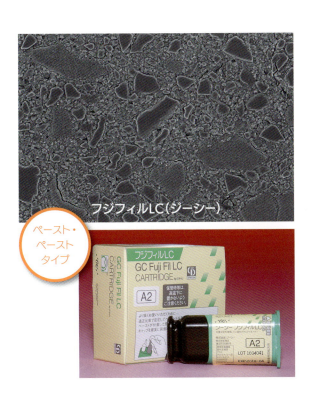

フジフィルLC（ジーシー）
ペースト・ペーストタイプ

フジフィルLCフロー（ジーシー）
ペースト・ペーストタイプ

グラスアイオノマーセメントの臨床応用の実際

歯周疾患をともなった根面う蝕症例では、歯周組織に種々の程度で炎症性変化が認められます。この炎症性変化としては歯肉の発赤、腫脹あるいは出血などが主とした徴候であり、これらのコントロールは比較的困難なことから、修復処置には十分な配慮が必要となります。では、治療手順についてみていきます。

手順1 病巣の除去
まず、適切な形態および大きさのダイヤモンドポイントを用いて病巣を除去します。

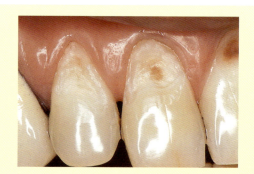

手順2 コンディショナーの塗布
セメントの充填に先立ってコンディショナーを用いて歯面処理し、接着を阻害するスミヤー層を除去するとともに化学的接着性を向上させます。

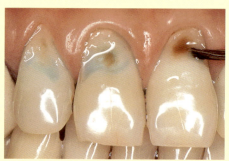

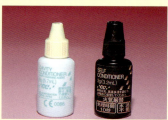

キャビティーコンディショナー（左：ジーシー）は、スミヤー層を効果的に除去するとともに被着歯面を改質することで、グラスアイオノマーセメントの接着性を安定させる。セルフコンディショナー（右：ジーシー）は、光重合型グラスアイオノマー用コンディショナーで、セメントの歯質接着システムに加えて、機能性モノマーの4-METを配合することによってレジン成分の接着性を付加している。

手順3 水洗、乾燥
その後、水洗・乾燥することで被着歯面がセメント充填に適した面となりますが、このとき過度な乾燥は控えるようにします。

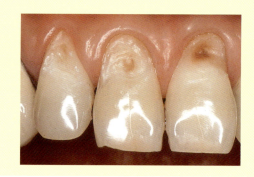

手順❹　圧接、照射
　複数歯にわたる症例では、練和したセメント泥をグラスアイオノマーセメント専用シリンジで窩洞に塡塞し、サービカルマトリックスで圧接、光照射します。

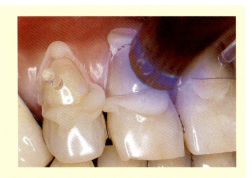

手順❺　コーティング材の塗布
　サービカルマトリックスを除去し、感水防止のためにコーティング材を塗布します。

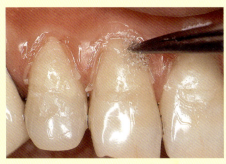

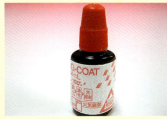

光重合型のコーティング材（G-コート、ジーシー）。

手順❻　形態修正、研磨
　次回来院時に形態修正ならびに研磨を行い、修復操作を終了します。

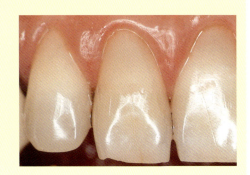

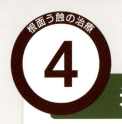

4 光重合型レジン修復

特徴❶ 組成

現在、接着性修復材の主流となっている光重合型レジンはワンペーストタイプです。照射を開始するまでに操作時間に余裕があることから、複雑な形態を有する窩洞への応用が可能です。また、ニードルを用いて窩洞に直接レジンペーストを填入するフロアブルレジンも多数市販されたことから、これまで充填器の挿入が困難であった隣接面あるいは舌側に存在する窩洞への修復操作が容易となっています。最近のコンポジットレジンペーストの開発方向性は、フィラーの微細化と高機能化におかれています（図3）。

これまでフィラーの微細化によってフィラー充填率が低下することが懸念されてきましたが、その表面処理技術の向上によって、粒径が200～400nmというナノサイズのフィラーを高密度に均一分散させたナノハイブリッドフロアブルコンポジットレジンが市販されています。これらの製品は、高い機械的強度を有するとともに研磨が容易であり、得られた光沢面も持続性を有することから、歯頸部疾患への使用に適したものといえます。

コンポジットレジンの高機能化としては、歯質強化、酸中和能あるいは抗プラーク付着性などの付与が挙げられます。その1つとして数種類のイオン徐放をするS-PRG（Surface Pre-Reacted Glass-Ionomer）フィラーを含有する製品が挙げられます。このS-PRGフィラーとは、フィラーのガラス成分をポリ酸と反応させることで表層に反応層を形成し、この反応層からフッ化物イオンをはじめとした各種イオンを徐放させるというものです。これらイオンの効果によって機能性を発揮するとともに、ペースト自体の臨床操作性とともに高い研磨性を併せもたせた製品が市販されています（図3、ビューティフィルネクストなど）。

図3 コンポジットレジンとその硬化物のSEM像

ビューティフィル ネクスト
（松風）

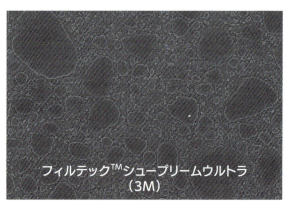

フィルテック™シュープリームウルトラ
（3M）

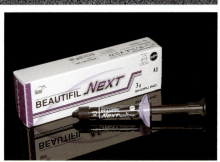

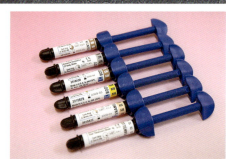

図3（つづき）

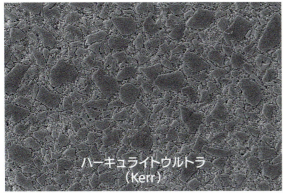
ハーキュライトウルトラ
（Kerr）

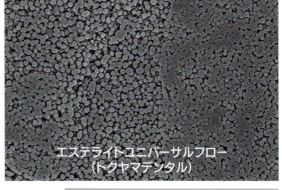
エステライトユニバーサルフロー
（トクヤマデンタル）

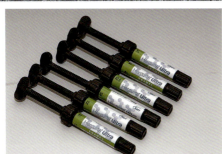

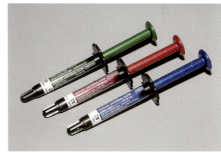

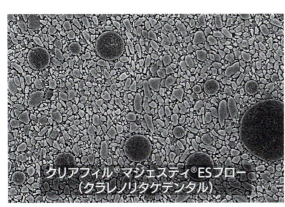
クリアフィル® マジェスティ® ESフロー
（クラレノリタケデンタル）

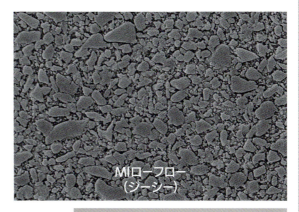
MIローフロー
（ジーシー）

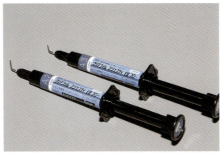

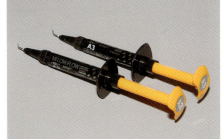

特徴❷　接着システム

接着システムを分類すると、歯面処理法の違いによって「エッチ＆リンスシステム」と「セルフエッチシステム」に大別できます（図4）。

エッチ＆リンスシステムは、歯面処理にリン酸エッチング材を用い、塗布後に水洗を行います。セルフエッチシステムのうち2ステップのシステムは歯面処理にセルフエッチングプライマーを用いますが、このプライマー中に機能性モノマー、水分およびその他の成分を含有しています。機能性モノマーは水分の存在下で解離して酸として作用し、スミヤー層を溶解するとともに歯面をエッチングします。さらに、親水性基の存在によって象牙質との良好なぬれ性を示し、レジンモノマーの浸透拡散を容易とさせます。

セルフエッチシステムとしては、操作時間の短縮あ

図4　コンポジットレジン接着システムの分類

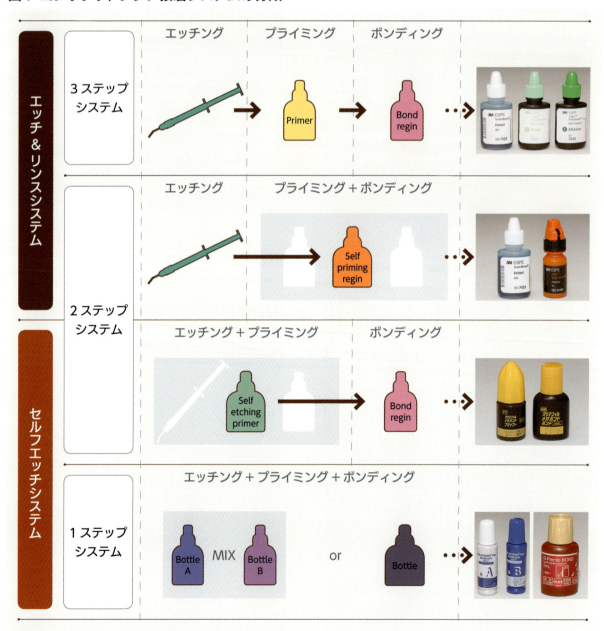

歯面処理法の違いによって、エッチ＆リンスシステムとセルフエッチシステムに大別される。

るいは操作ステップの簡略化を目的として1ステップシステムが市販されています。このシステムは、エッチング、プライミングおよびボンディングという3つの機能を短縮するものであり、その接着性能あるいは臨床操作因子が接着強さに及ぼす影響などは、従来の3ステップシステムとは異なるものとされています。1ステップシステムの歯質接着性に関しては、臨床報告からは脱落等の重篤な問題は生じておらず、良好に経緯しているとされています。リン酸エッチングを採用しているエッチ&リンスシステムに比較すると、術後知覚過敏が少なく、テクニックセンシティブ因子も複雑ではないことから、臨床における使用頻度は増加しています（**図5、表2**）。

接着システムにおいても、これを高機能化させるた

図5　市販の1ステップセルフエッチ接着システム

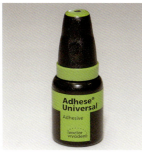 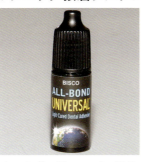 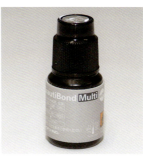 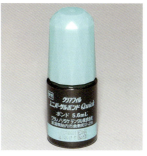

アドヒース ユニバーサル（Ivoclar Vivadent）／オールボンドユニバーサル（Bisco）／ビューティボンドマルチ（松風）／クリアフィルユニバーサルボンドQuick（クラレノリタケデンタル）

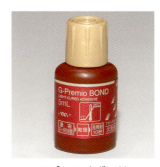 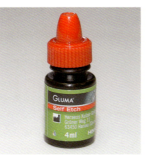 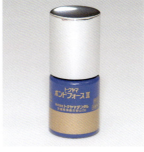 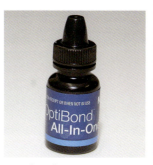

Gプレミオボンド（ジーシー）／グルーマセルフエッチ（クルツァージャパン）／ボンドフォースⅡ（トクヤマデンタル）／オプチボンドAll-In-One（Kerr）

最近では、ユニバーサル性を具備した製品が多く市販されている。

表2　エッチ&リンスシステムと比較したセルフエッチシステムの利点

- テクニックセンシティブ因子が少ない
  - ──リン酸エッチングと水洗が不要
  - ──脱灰コラーゲン線維の収縮がない
- 理論的には脱灰とレジンの浸透が同時に起こる
  - ──拡散の状況はアドヒーシブpHにもよる
- 術後知覚過敏が少ない
  - ──スミヤープラグの存在による歯髄液の流れの抑制
- ハイドロキシアパタイトが多量に残留
  - ──機能性モノマーが効果的に反応できる

めの改良が継続されています。その1つの方向性としては、生物学的活性を付与することであり、接着材からのフッ化物の徐放などはその一例です。また、セルフエッチングプライマーに抗菌性を発揮するモノマー（methacryloyloxy dodecylpyridinium bromide）を添加することで、窩洞の塗布時に殺菌剤として作用するシステムも市販されています（図6）。

特徴❸　象牙質への接着メカニズム

象牙質に対する接着性は、酸によって脱灰された象牙質表層からレジン成分が浸透し、そこで硬化することによって獲得されます。アドヒーシブに含有されている機能性モノマーは、歯質のハイドロキシアパタイトを脱灰し、カルシウムイオンと反応して化学的接着系を形成します。この機能性モノマーは、歯質と反応する酸性基とレジンと反応する重合性基であるメタクリロイロキシ基の両者を有する分子であり、接着耐久性に寄与することが判明しています。

象牙質との接着系形成の要件をまとめると、❶スミヤー層の溶解・除去、❷脱灰部全層へのレジンモノマー浸透、❸前処理によるぬれ性の向上、❹機能性モノマーとの化学的接着系形成、❺レジンモノマーの重合硬化、などが挙げられます。これらの要件を満たすことによって、象牙質への安定した接着耐久性を獲得することが可能となります。

光重合型レジンの臨床応用の実際

次ページより手順についてみていきます。

図6　フッ化物イオン徐放能を有する接着システム

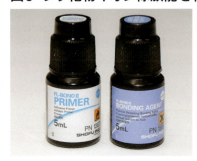

フルオロボンドII
（松風）

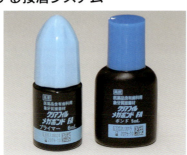

クリアフィル® メガボンド®FA
（クラレノリタケデンタル）

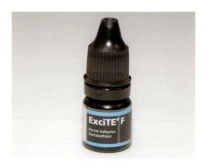

エキサイトF
（Ivoclar Vivadent）

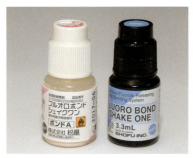

フルオロボンド シェイクワン
（松風）

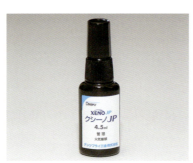

クシーノJP
（デンツプライシロナ）

この他、抗菌作用を付与した製品もある。

手順❶　歯肉圧排

う蝕の処置にあたっては病巣を明視野におくことが原則となり、これは併発している歯周疾患の処置とも関連します。また修復処置は、歯周疾患に対する初期治療後に行いますが、病巣が歯肉縁下に存在する場合では歯肉圧排を、あるいはさらに歯肉縁下に及ぶ場合では歯肉切除を行うこともあります。

なお圧排糸の使用は、術野を明視下におくとともに、歯肉溝浸出液のコントロール効果も有することから、歯頸部修復には必須の処置と考えられます。

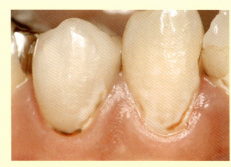
歯頸部付近に生じたう蝕。

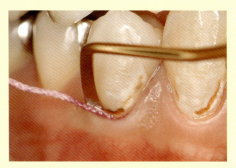
圧排糸をポケットに挿入。

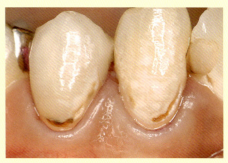
歯肉圧排によりう蝕病巣が明視しやすくなった。

手順❷　窩洞形成

歯質接着システムが高い辺縁封鎖性を有することから、窩洞外形は健康歯質を犠牲にした自浄域までの予防拡大は必要とせず、う蝕病巣の形態にしたがってスムースな外形線にまとめる程度で完了します。

唾液、血液による被着歯面の汚染あるいは呼気による湿度は、歯面処理効果を減じ、接着性を低下させる因子となります。これ以外にも、窩洞形成時のエアータービンあるいはスリーウェイシリンジからの油成分の付着などによって、歯面が汚染されることがありますので、術前にこれら器具のチェックを行うことも大切です。

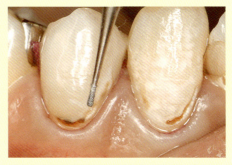
最小限の歯質切削とするために、適切なダイヤモンドポイントを選択する。

次ページに続く

手順3　レジン充填

臨床使用頻度の高い1ステップシステムでは、塗布後に水洗することなくエアブローを行いますが、これが不十分であると歯質接着性が低下します。また、その後の光線照射によって十分なエネルギーを供給することが重要であり、これが守られない場合には接着強さが低下するので注意が必要です。

コンポジットレジンは、その硬化時に重合収縮によって、レジンを窩壁から引き剥す力を生じ、辺縁漏洩を惹起する危険性のあることが指摘されています。その対策として、レジンモノマーの組成に変更を加えることによって低重合収縮を可能とした製品も市販されましたが、現状ではボンディングシステムの接着性、レジンのフローあるいは吸水膨張などを利用して、重合収縮の影響を軽減しています。また、高出力短時間照射を可能とする照射器が市販されていますが、極端な短時間照射ではレジン深部での重合が不足するので注意が必要です。

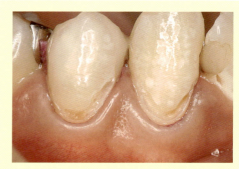

窩洞形成後にレジンを充填する。

手順4　形態修正と研磨

形態修正は、適切なカントゥアを付与するためにも重要です。また、これに引き続いて行われる研磨に関しては、接着性の安定性のためにも、可及的に次回来院時に行うことが望まれます。

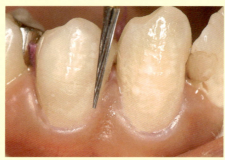

レジン充填後、形態修正とともに研磨を行う。

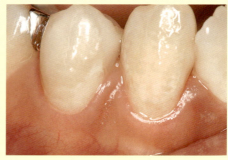

修復治療終了後の状態。

おわりに

根面う蝕の修復処置に用いる修復材を中心として記載しました。これら修復システムの性能を十分に発揮させ、臨床に生かすためには、各システムの臨床手順を再確認するとともに、使用条件に適した材料を選択することが大切です。また、修復された歯が長期にわたって口腔内でその機能を維持するためには、修復後のメインテナンスが重要であり、これを患者にも認識してもらう必要があります。今後も、根面う蝕の治療あるいは予防に関しては、確実な科学的根拠に基づいて行われることが重要です。

〈参考文献〉

1. Miyazaki M, Rikuta A, Iwasaki K, Ando S, Onose H. Influence of environmental conditions on bond strength of a resin-modified glass ionomer. Am J Dent 1997；10(6)：287-290.
2. Miyazaki M, Iwasaki K, Onose H, Moore BK. Resin-modified glass-ionomers：effect of dentin primer application on the development of bond strength. Eur J Oral Sci 1999；107(5)：393-399.
3. Miyazaki M, Tsubota K, Takamizawa T, Kurokawa H, Rikuta A, Ando S. Factors affecting the in vitro performance of dentin-bonding systems. Jpn Dent Sci Rev 2012；48(1)：53-60.
4. Kurokawa H, Takamizawa T, Rikuta A, Tsubota K, Miyazaki M. Three-year clinical evaluation of posterior composite restorations placed with a single-step self-etch adhesive. J Oral Sci 2015；57(2)：101-108.
5. Scheidel DD, Takamizawa T, Bakmeier WW, Erickson RL, Tsujimoto A, Miyazaki M. Effect of frequency on the fatigue strength of dentin bonds. J Oral Sci 2016；58(4)：539-546.
6. Tsujimoto A, Barkmeier WW, Fisher NG, Nojiri K, Nagura Y, Takamizawa T, Latta MA, Miyazaki M. Wear of resin composites：Current insights into underlying mechanisms and evaluation methods. Jpn Dent Sci Rev (in press). (https://doi.org/10.1016/j.jdsr.2017.11.002)

2 歯周病と根面う蝕とその対応

根面う蝕とは、「歯肉退縮により露出した歯根面に発生するう蝕」と定義され、象牙質表層から脱灰と基質の崩壊が始まります。歯根面はエナメル質よりも耐酸性が低く、露出根面はう蝕になりやすいです。
ここでは、歯周病と根面う蝕の関連、治療法、また、予防法についてみていきます。

1 歯周病に関連した根面う蝕発症の背景[1、2]

歯周病学的見地からさまざまな背景によって歯肉退縮が起こり、根面う蝕が発生します。

❶ 歯肉退縮

歯肉退縮の主な原因は歯周病です。歯周病によって歯肉退縮が起こった結果、歯根露出が生じ、歯の脱灰のリスクが高まって根面う蝕が発生します（図7）。

図7 歯周病による歯肉退縮によって生じた根面う蝕

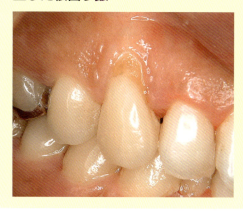

❷ 角化歯肉幅（付着歯肉幅）

角化歯肉が少ない部位では、ブラッシングが不良となることが多く、歯周病による歯肉退縮のリスクが増大します。

❸ 薄い歯肉

薄い歯肉は、厚い歯肉よりも歯肉退縮のリスクとなります。

④ 小帯の位置異常

小帯の位置異常はブラッシング不良の原因となり、歯周病による歯肉退縮が生じる原因となります。

⑤ 歯の位置異常

歯の位置異常によるブラッシングの不良は、歯周病による歯肉退縮の原因となります。

⑥ 咬合性外傷

咬合性外傷が歯肉退縮の直接的な原因となるかは不明です。しかし、歯槽骨の厚さが薄い場合、咬合性外傷が歯肉退縮の原因となることがあります。咬合性外傷はくさび状欠損やアブフラクションの原因となることがあります（**図8**）。

図8 アブフラクション

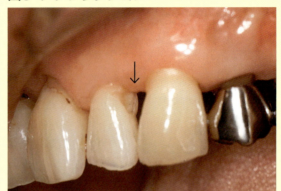

隣接面に生じたアブフラクション。欠損内部に根面う蝕を認める。

⑦ 歯槽骨の裂開

頬側の歯槽骨が薄く裂開がある部位では、歯肉退縮が起こりやすくなります。

⑧ 加齢

加齢による歯周病の進行により、歯肉退縮が生じます。また、加齢による唾液流出量の減少、口腔乾燥、歯頸部の摩耗の発現などが根面う蝕の発生を増加させます。

⑨ 不適切なブラッシング

不適切なブラッシングによる機械的な外傷が歯肉退縮の原因となります。近年よく使用されている電動歯ブラシの不適切な使用も、歯肉退縮の原因となります。

⑩ 知覚過敏

知覚過敏症状により患者の清掃状態が不良となり、根面う蝕が発生することがあります。

⑪ 喫煙

喫煙は歯周病とう蝕、両方のリスクファクターです。

⑫ 不適切な歯科治療

不適切な歯科治療により、プラークコントロールが不良となりやすく、歯周病による歯肉退縮が生じます。

⑬ モチベーションの低下

歯周治療が終了し、患者のモチベーションが低下すると、プラークコントロールが不良となり根面う蝕が発生しやすくなります。

2 歯周治療で根面う蝕のリスクが高まる

　不適切なブラッシングが歯肉退縮の原因となることがあります。また、スケーリング・ルートプレーニングなどの非外科的歯周治療も、歯肉退縮の原因となります。特に浅い歯周ポケット[3]や歯肉が薄い患者[4]は、歯肉退縮が生じやすいです。さらに歯肉切除術や歯肉弁根尖側移動術および骨外科手術などの外科手術では、術後の歯肉退縮量が他の歯周外科治療に比較して増加しやすいです。メインテナンスやサポーティブ・ペリオドンタル・セラピー（SPT）時にルートプレーニングを過度に繰り返し行うことも、歯肉退縮が生じて根面う蝕発生のリスクが高まるため、注意が必要です。

3 歯周病患者に対する歯肉退縮の治療法

歯周病患者に対する歯肉退縮の治療法としては、非外科的歯周治療と根面被覆術があります。

❶ 非外科的歯周治療

　不適切なブラッシングにより歯肉退縮を起こしている患者では、ブラッシング時の側方圧が強く、ストロークの大きな横磨きとなっていることがあります。そこで、執筆状の歯ブラシの把持による、毛先を使った細かい振動のスクラッビング法による適切なプラークコントロール法を指導します。
　適切なプラークコントロール（スケーリング・ルートプレーニングを含む）によって歯肉の炎症が除去されると、歯肉の歯冠側移動（クリーピングアタッチメント）がみられることがあります（図9）。

図9　クリーピングアタッチメント

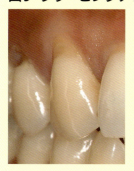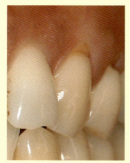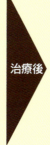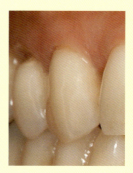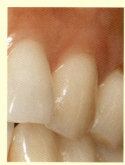

治療後

❷ 根面被覆術

　根面う蝕は歯根露出がなければ起こりません。したがって予防処置を含め、根面被覆術によって露出根面を被覆することがあります。根面被覆を行う場合、結合組織移植術（**図10**）、歯肉弁歯冠側移動術（**図11**）などが行われます。被覆が困難なう蝕については、コンポジットレジンまたはグラスアイオノマーセメントで充填します[6]。歯肉退縮の分類（Miller）のclass Ⅲ、class Ⅳ症例（十分な付着歯肉の幅のない症例）に対しては、完全な根面被覆を達成することは困難なため、処置法を選択する場合には注意が必要です。

図10　結合組織移植術

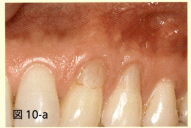
図10-a
|3 4歯頸部に不適合なレジン充填と歯肉退縮を認める。

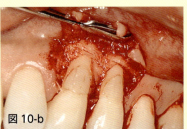
図10-b
歯肉を剥離し、不適合なレジン充填と根面う蝕を除去した。

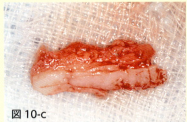
図10-c
口蓋側から上皮組織を含んだ歯肉結合組織を採取し、歯肉を移植した。

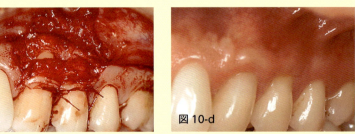
図10-d
歯肉の治癒後、歯頸部のレジン充填を再度行った。

図11　歯肉弁歯冠側移動術

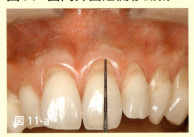
図11-a
上顎前歯の多数歯に歯肉退縮および軽度の根面う蝕（着色）を認めた。

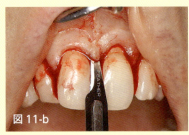
図11-b
歯肉溝内切開。

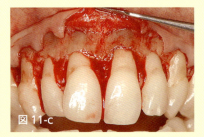
図11-c
部分層弁による剥離。

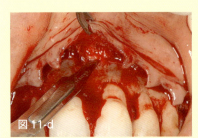
図11-d
歯肉弁を歯冠側に移動するために、減張切開を行う。

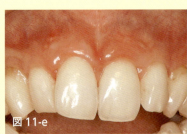
図11-e
露出した根面を被覆。

4 歯肉縁下に及ぶ根面う蝕に対する治療法

症例により、歯冠長伸展術や歯根切除術などの歯周外科手術や矯正治療が選択されます。

❶ 歯冠長伸展術（歯肉弁根尖側移動術・歯槽骨切除術）

歯肉縁下にう蝕がある場合、充填・補綴処置を行うための歯肉切除が必要なことがあります。特に、生物学的幅径の確保が必要な場合、歯肉弁根尖側移動術や歯槽骨切除術などの歯冠長伸展術を行います（図12）。

図12 歯冠長伸展術（歯肉弁根尖側移動術・歯槽骨切除術）

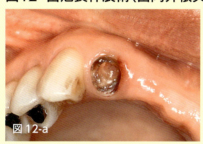

図 12-a
根面う蝕が発生したために装着されていたクラウンを除去。根面う蝕が歯肉縁下全周に認められた。

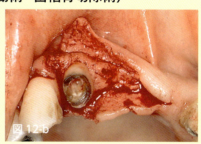

図 12-b
歯肉を剥離し、歯質を露出。

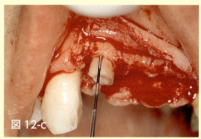

図 12-c
う蝕を除去し、健全な歯質を露出。生物学的幅径を確保するために健全歯質から歯槽骨辺縁までの距離を4〜5mm確保。

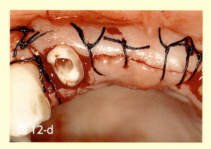

図 12-d
歯質を少し歯肉縁上に露出させた位置で歯肉弁を縫合。

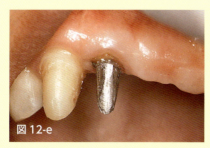

図 12-e
コアを装着し支台歯形成終了。歯肉に炎症は認められない。

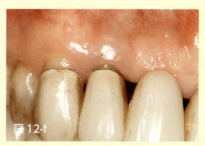

図 12-f
補綴物装着6年後。

❷ 歯根切除術

根面う蝕が複根歯に生じた場合、広範囲にう蝕の生じた歯根のみを抜去する場合があります（**図13**）。

図13 歯根切除術

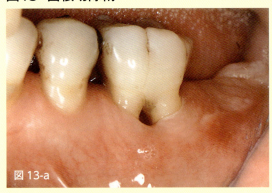
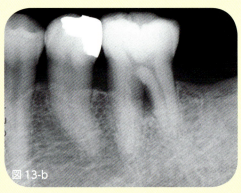

図13-a トンネリング処置5年後、根分岐部に根面う蝕が発生。

図13-b 近心根のう蝕が歯髄に達していたため、抜髄後、近心根のみを抜去することとした。

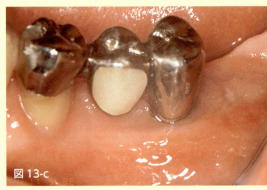

図13-c 近心根を抜去し、ブリッジを装着した口腔内写真とエックス線写真。

❸ 歯根分割術

根分岐部にう蝕が生じた場合、う蝕を除去し、歯根分割を行います。う蝕が広範囲に及んでいる場合、抜歯となることもあります。

❹ 矯正的挺出

根面う蝕が歯肉縁下にある場合、矯正治療による挺出を行うことがあります。歯を歯肉縁上に引き上げ、う蝕の処置を行います。

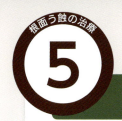

5 歯周病患者に対する根面う蝕の予防

根面う蝕の予防[7]は歯周病学的には❶歯肉退縮の予防、❷露出した歯根面に対する予防の2つが挙げられます。

❶ 歯肉退縮の予防

不適切なブラッシング法により歯肉退縮が発生することがあります。その場合、適切なブラッシング法としてバス法、スクラッビング法などの正しい方法を指導します。歯の位置異常や咬合性外傷などが原因による場合は、それらを除去することも必要です。

❷ 露出根面に対する予防

露出根面に対する予防には、フッ化物の塗布、フッ化物配合歯磨剤、フッ化物配合洗口剤を応用します。根面う蝕のリスクが高いと考えられる場合、予防的に根面被覆を行うこともあります。

〈参考文献〉

1. 日本歯科保存学会. 根面う蝕-3領域（修復・歯内・歯周）の統合的見地からの提言-.（http://www.hozon.or.jp/member/statement/）（2018年3月28日アクセス）
2. Bignozzi I, Crea A, Capri D, Littarru C, Lajolo C, Tatakis DN. Root caries: a periodontal perspective. J Periodontal Res 2014; 49(2): 143-163.
3. Badersten A, Nilveus R, Egelberg J. Effect of nonsurgical periodontal therapy (VIII). Probing attachment changes related to clinical characteristics. J Clin Periodontol 1987; 14(7): 425-432.
4. Claffey N, Shanley D. Relationship of gingival thickness and bleeding to loss of probing attachment in shallow sites following nonsurgical periodontal therapy. J Clin Periodontol 1986; 13(7): 654-657.
5. Kaldahl WB, Kalkwarf KL, Patil KD, Molvar MP, Dyer JK. Long-term evaluation of periodontal therapy: I. Response to 4 therapeutic modalities. J Periodontol 1996; 67(2): 93-102.
6. 特定非営利活動法人日本歯科保存学会（編）. う蝕治療ガイドライン 第2版. 京都：永末書店, 2015.
7. 杉原直樹. 根面齲蝕の予防的アプローチ. 歯界展望 2007; 109(5): 864-872.

PART 8
根面う蝕の予防

1. 根面う蝕予防のエビデンス
2. 根面う蝕予防のための
プロフェッショナルケア
3. 根面う蝕予防のためのセルフケア

高柳篤史
高柳歯科医院

鈴木誠太郎
東京歯科大学衛生学講座

根面う蝕予防のエビデンス

全身疾患などが原因となって口腔内環境が悪化することにより、根面う蝕が多発すると、その進行をくい止めることが困難なことを経験することがしばしばあります。そのため根面う蝕による歯の喪失を防ぐには、根面う蝕が発生する前からそのリスクを予測し、多角的な対応を行うことが求められます。そこで、本PARTでは、根面う蝕予防に関するこれまでの科学的知見を整理し、根面う蝕予防のためのストラテジーについてまとめていきます。

1 プロフェッショナルケアとセルフケアの両輪で予防しよう

根面う蝕の主要なリスクファクターとして、歯肉退縮や口腔機能低下などの宿主要因が挙げられます。これらのリスクが加齢によって増加するだけでなく、その改善が困難なことが多いため、高齢者における根面う蝕の予防を難しくしている要因になっています。さらに高齢者では、手指等の機能低下によりセルフケアが不十分になりやすくなることなども、根面う蝕のリスクを高めています。

そのため根面う蝕の予防には、歯冠部のエナメル質う蝕との違いを十分に理解したうえでセルフケアとプロフェッショナルケアの両輪で、総合的なアプローチが必須となります。

歯肉退縮による根面露出がなければ、根面う蝕は原則的に発生しません。そこで歯周病を防ぎ、根面の露出を防ぐことが、根面う蝕を予防するうえで最初のポイントになります。また、薬剤の副作用等の原因により唾液分泌低下が認められる場合には、たとえ歯冠部にう蝕が少ない場合であっても、根面う蝕のリスクがきわめて高くなり、積極的な予防のための介入を行っていく必要があります。

根面う蝕のハイリスク者と考えられる場合には、プラークコントロールだけで予防することは難しく、フッ化物を積極的に使用して歯質の脱灰を抑制するとともに、食生活習慣への指導など、さらに進んだアプローチが必要になります。

(高柳篤史・高柳歯科医院)

column
歯肉退縮しなければ、根面う蝕は発生しない

アタッチメントラインが下がり歯周ポケットが形成されても、歯肉縁下の細菌によって歯周ポケット内はアルカリ環境になるため、歯石が沈着しやすいですが、根面からう蝕が発生することはほとんどありません。しかしながら歯肉が退縮して根面が縁上に出ると、歯肉縁上に生息する口腔細菌の産生する乳酸などの酸によって、根面の歯質の脱灰のリスクが高まります。

エナメル質の脱灰が生じる臨界pHはおよそ5.5ですが、露出根面は6.2～6.4程度であり、歯冠部よりも耐酸性が低く歯質が脱灰されやすいです。歯周病による歯肉退縮により根面が口腔内に露出した場合には、セメント質が消失して、その表面はすでに象牙質であることがほとんどです。そのため唾液分泌が低下して、唾液による歯質の保護機能が低下すると、根面う蝕の発生リスクが急激に高まり、根面う蝕が短期間で多発することもあります。

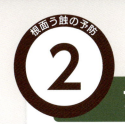

フッ化物を積極的に利用しよう

　現在までの根面う蝕の予防の研究において、もっともその効果が検証されているのはフッ化物であり、フッ化物の積極的な利用が根面う蝕の予防には不可欠と言えます[1]。しかしながら、フッ化物だけで根面う蝕を完全に予防することは難しく、現在までの研究において、ゴールドスタンダードと言えるような予防方法は得られていないのも事実です。

　根面う蝕の各予防法について総合的な解析を行った研究結果を**表1**に示します[2]。う蝕予防の基本であるフッ化物配合歯磨剤については、フッ化物濃度が高濃度であるほど、その予防効果は高いことが示されています[3]。洗口剤については、フッ化物洗口を毎日行うことで、根面う蝕への予防効果が報告されています[4]。また、フッ化ジアンミン銀（サホライド®）ではすでに発生してしまった根面う蝕の進行抑制効果があることが報告されています[2,5]。

　さらに、2000～2011年までに発表された根面う蝕に関する研究論文の総説でまとめられた内容を**表2**に示します[6]。この結果からも、根面う蝕のハイリスク者への対応としては高濃度のフッ化物配合歯磨剤の使用、毎日のフッ化物洗口、フッ化物バーニッシュ使用が有効であることが示されています。

表1　根面う蝕に用いられる予防方法の比較

参考文献2より引用

フッ化物配合歯磨剤	1,500ppm以下のフッ化物配合歯磨剤よりも、5,000ppmのフッ化物配合歯磨剤の使用のほうが根面う蝕の予防効果は高い ⇒**高濃度のフッ化物配合歯磨剤が根面う蝕の予防に有効**
フッ化物洗口剤	225～900ppmのフッ化物洗口剤を毎日使用した方が、プラシーボを使用するよりも根面う蝕の予防効果は高い ⇒**頻回のフッ化物洗口剤の使用は根面う蝕の予防に有効**

表2　根面う蝕のリスクが高い場合への対応

参考文献6より引用改変

予防手段	優先順位
5,000ppmのフッ化物配合歯磨剤（1日に2回）	3
0.2%NaFによるフッ化物洗口（毎日）	3
0.05%NaFによるフッ化物洗口（毎日）	4
トレー法によるフッ化物配合ジェルの使用（毎日）	3
フッ化物バーニッシュ（年に2～4回）	3
フッ化物配合タブレット（毎日数回）	7
フッ化物配合ガム（毎日数回）	7
フッ化物配合ペーストを使用した専門家による歯面清掃（2ヵ月ごと）	6
SnF_2ジェル（年に4回）	6

優先順位の見方：　1～3……高い　　4～6……中程度　　7～10……低い

2 根面う蝕予防のための プロフェッショナルケア

根面う蝕のケアには、高濃度フッ化物の応用が1つのポイントになります。セルフケアで利用できない高濃度のフッ化物を、プロフェッショナルケアでは利用することが可能です。また、身体機能の低下によりセルフケアが不十分になりがちな方のセルフケア支援においても、歯科専門家による定期的なケアが重要になります。

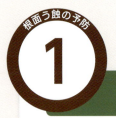

1 リスクを診る

全身状態や服薬の変化などが口腔の環境に影響し、根面う蝕のリスクが変化します。それらの変化を見逃さず、口腔内環境の悪化の徴候を早期にとらえることは、根面う蝕による歯の喪失防止の重要なポイントになります（図1）。

図1 露出根面の初期変化を見逃さない

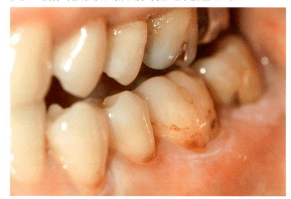

診査のポイント❶ 歯冠と歯肉の状態、咬合状態を確認

歯冠部のう蝕、破折、補綴物の破損の有無を確認します。歯周疾患の状態もあわせて確認し、歯の動揺などによる咬合状態の悪化がないかを診査します。咬合不全により咀嚼能力が低下すると、自浄性の低下を引き起こします。また歯周疾患は、歯肉退縮にともなう根面の露出により根面う蝕のリスクを高め、さらに歯列がみだれることによる食片圧入も歯肉退縮を誘発し、根面う蝕の原因になります（図2）。そのためこれらのリスクが認められる場合には、改善可能なものは早期に対応してリスクを下げるようにします。

図2-a 歯の欠損により歯列がみだれリスクが高まる

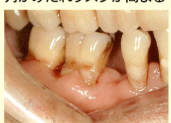

5⃣欠損により6⃣が傾斜し、7⃣6⃣間に食物が入りやすくなる。

図2-b 食片圧入部に根面う蝕が発生

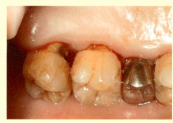

7⃣が挺出し、食片圧入部に根面う蝕が発生している。

診査のポイント❷ 口腔清掃状態を確認

隣接面や最後臼歯遠心面など、露出根面のプラークの状態をみおとさないようにチェックします。前回の来院時と比べてプラークが多く、口腔環境が悪化している場合には、セルフケア習慣の変化やその原因となる生活習慣などの要因を精査し、無理なく受容性の高いセルフケア方法を提案するなどの再検討を行います（110ページ参照）。また口腔前庭や口蓋などに食物残渣が認められ、舌苔が堆積して口腔周囲筋の機能低下が疑われる場合には（図3）、口腔清掃指導に加えて、筋機能訓練を実施するようにします。

図3 舌苔がある場合は口腔機能低下も疑う

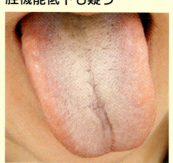

（写真は日本大学松戸歯学部障害者歯科学講座・遠藤眞美先生のご厚意による）

診査のポイント❸ 口腔粘膜や舌の湿潤状態を確認

口腔の唾液湿潤状態に変化を認めた場合は、全身状態や服用薬の変更などとの関連も含めて、その原因を再確認します。また、口腔周囲筋の機能低下などもあわせて確認します（PART3参照）。

図4 口腔乾燥

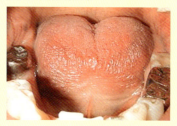

（写真は日本大学松戸歯学部障害者歯科学講座・遠藤眞美先生のご厚意による）

診査のポイント❹ 露出根面の状態を確認

❶新たに根面露出が認められないか

歯周疾患や食片圧入などが原因となって歯肉退縮は生じますが、露出して間もない根面は、フッ化物の曝露履歴がないため耐酸性が低く、う蝕発生のリスクが高い状態です。そのため新たに根面露出が認められた場合には、積極的にフッ化物を応用して耐酸性を高めていく必要があります。

❷露出根面に軟化や実質欠損が認められないか

図5はハイリスク部位に根面う蝕が発生している写真です。これらの部位は特に注意して診査します。脱灰の進行が疑われる場合には、高濃度フッ化物などにより進行停止を試みるか、それが困難な場合には早期に治療を行います（PART6、7参照）。

図5 リスクの高い露出根面

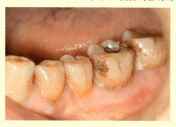

初期脱灰、さらに歯間には食片圧入が認められる。

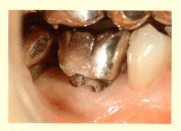

全部被覆冠のマージンからう蝕が発生。

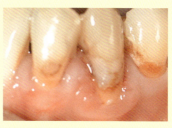

根面の充填物周囲からう蝕が発生。

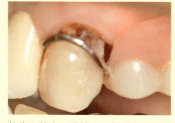

鉤歯と義歯に隣接する部分からう蝕が発生。

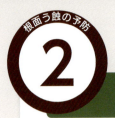

2 根面う蝕ハイリスク者への予防処置

予防処置❶ フッ化物バーニッシュの応用

露出根面のう蝕予防に用いるフッ化物は、濃度が高いほど予防効果が高いことが確認されています[7]。フッ化物バーニッシュ（図6）は、フッ化物歯面塗布液の2倍以上のフッ化物濃度があるため、リスクの高い部位へのフッ化物バーニッシュの貼付は、高い予防効果が期待できます。

簡易防湿をしたうえで露出根面部の水分を十分取り除いてから、探針等でバーニッシュを貼付します。薬剤が歯面にとどまるように、貼付後4～6時間程度は食事等は控えるようにします。根面の状況に応じて3～6ヵ月に1回の間隔で貼付します。定期健診時に露出根面の軟化の進行傾向が認められるようであれば、貼付間隔を短くします。

なお、国内で市販されているフッ化物バーニッシュは、う蝕予防での効能は認められていないため、貼付する歯科医師の責任のもと、患者に十分な説明を行ったうえで同意を得て行います。

図6 フッ化物バーニッシュ

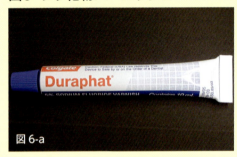
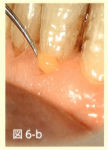

図6-a 根面う蝕予防として海外で用いられている「Duraphat®」。国内では同様の剤形の「Fバニッシュ」（ビーブランド・メディコーデンタル）や「ダイアデント®」（昭和薬品化工）が象牙質知覚過敏鈍麻剤として市販されている。
図6-b 貼付時のようす。

予防処置❷ フッ化ジアンミン銀の応用

フッ化ジアンミン銀（サホライド®）はフッ化物の効果により、軟化した象牙質を再硬化することができるだけでなく、銀の沈着による殺菌効果により、プラークの沈着を防ぐことができます[8]。根面う蝕に対し、国内で市販されているフッ化物製剤の中では、臨床的にもっとも高い予防効果が得られています[2, 5]。しかしながら銀の沈着により、塗布面が黒変することが最大の欠点であり、塗布歯面の黒変は、著しい審美的問題が生じます（図7）。そのため主に臼歯部のみに使用されます。他の方法で根面う蝕の発生や進行を抑制できない場合は、歯の喪失を防ぐために、前歯部においても使用せざるを得ない場合もあります。その際は、術前にそのメリットとデメリットを十分に説明したうえで、黒変することに納得が得られた場合に、フッ化ジアンミン銀の使用の検討を行います。

図7 フッ化ジアンミン銀による黒変

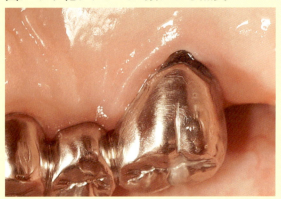

予防処置❸　フッ化物歯面塗布

　フッ化物歯面塗布は、エナメル質う蝕だけでなく、根面う蝕にも効果があることが確認されています[4, 9]。ただし、フッ化物歯面塗布の効果は口腔内環境に大きく影響を受けます。フッ化物歯面塗布を行っても、口腔内に多量のプラークがある場合や、唾液分泌が低下して歯面が再石灰化できる環境が整わなければ、フッ化物の十分な効果が期待できません（8ページ参照）。そのため、プラークコントロールなど、口腔内環境の改善をあわせて行っていく必要があります。

　また、フッ化物を効果的に根面に作用させるためには、根面の清掃と乾燥が重要です。根面のプラークを除去後、簡易防湿を行い、エアーなどで根面をしっかりと乾燥させます。乾燥が不十分だと、フッ化物が歯に浸透しないだけでなく、歯とフッ化物の反応が阻害され、フッ化物が歯面にとどまりません。すでにう蝕で象牙質表層の構造が破壊されていると、フッ化物の浸透が阻害されるために再石灰化が期待できないことがあります。そのような場合にはスケーラーなどで、再石灰化が期待できない象牙質を一層除去してからフッ化物を塗布します。この際、たとえ軟化が認められる象牙質であっても、その構造が保たれていて再石灰化が期待できる部分に対しては、スケーラーで削り取らないように注意します。

　中性フッ化ナトリウム溶液に比べてリン酸酸性フッ化ナトリウム溶液の方がフッ化物の効果が得やすいのですが、リン酸酸性フッ化ナトリウム溶液を根面に用いる場合には、年に1～4回程度を目安にします。

予防処置❹　専門的歯面清掃

　フッ化物を効率的に作用させ、根面周囲の再石灰化環境を整えるためにも、診療室では歯面清掃を実施します。脱灰傾向で軟化が認められる根面においてやむをえず回転清掃器具で清掃する際は、できるだけ強圧を加えず、ブラシを1ヵ所に当て続けないようにし、また毛先の位置を少しずつずらして使用します。この際、研磨ペーストは研磨性の低く、フッ化物配合のものを用いるようにします。フッ化物が配合されていることで、脱灰傾向のある歯面を清掃する際の歯質の損傷を低減するはたらきも期待できます。

---

column　　　　　　　　　　　　　　　　　　　　　　　　　　　　　　　　　　　　　（高柳篤史・高柳歯科医院）
唾液分泌低下がある方への酸性フッ化物の頻回な歯面塗布は要注意

　フッ化物歯面塗布法は開発時に、中性のフッ化物は1年ごとに2週間以内に4回の歯面塗布を実施することでう蝕予防に効果があることが確認されました。その後、1年に1回だけで同様の効果が得られるように開発されたのが、リン酸酸性フッ化ナトリウム溶液です。リン酸によりエナメル質表層が溶解し、中性フッ化ナトリウム溶液を応用したときよりも多くのフッ化カルシウムが歯の表面で生成されるため、中性のものよりも塗布回数を少なくしても同等の効果を得ることができます。すなわちリン酸酸性フッ化ナトリウム溶液は、表層のエナメル質をわずかに脱灰することで、その下層のエナメル質の脱灰を防ぐものです。

　ここで使用にあたり注意しなければならないのは、フッ化物歯面塗布法は本来、エナメル質のう蝕予防をターゲットとして開発されたものである、ということです。象牙質は、エナメル質と比べて耐酸性が低く、また細管が存在するため、リン酸がより深部まで到達し、象牙質を数μmほど溶かします。複分解反応で産生されたフッ化カルシウムは、その後に再石灰化環境が得られないと再結晶化することなく、徐々に溶出して失われてしまいます。そのため、唾液分泌低下などで再石灰化環境が得にくい方では、酸性フッ化ナトリウム溶液を頻回塗布するとその都度象牙質が失われるため、年に3～4回を超えて頻回塗布する際には注意が必要です。

予防処置❺ 上記❶〜❹の処置でフッ化物の効果が得られないときの対応

唾液分泌低下やプラークの蓄積などで、口腔内環境の改善ができずにフッ化物の効果が得られないことも多く経験します。このようなケースでは、海外では5,000ppm程度の高濃度のフッ化物配合歯磨剤を用いるなどして対応していることが報告されています[3]。しかしながら、日本国内では1,500ppmを超えるフッ化物配合歯磨剤は市販されていません。したがって通常のフッ化物だけで効果を得にくいケースでは、軟化が認められる根面をグラスアイオノマーセメントで一層覆い、その後、フッ化物歯面塗布を行うなどが試みられています。グラスアイオノマーセメントによりフッ化物が徐放され、さらに充填後にフッ化物歯面塗布を行うことで、グラスアイオノマーセメント中にフッ化物が保持されて、その後フッ化物が徐放されます（PART7参照）。

また、唾液分泌量の低下でフッ化物の効果が得られない場合では、フッ化物の応用とあわせて、再石灰化に必要なカルシウムやリンを作用させる試みがされています[2]。今後、このような術式の確立が期待されます。

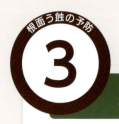

3 定期健診の推奨

高齢者の根面う蝕は進行が速く、わずか数ヵ月でも露髄してしまうこともあります。そのため、根面う蝕のハイリスク者では、2〜3ヵ月程度の間隔での定期健診が望まれます。

高齢者では、唾液分泌量の低下や、口腔周囲筋の機能低下、歯の喪失などにより、口腔内の自浄性が低下するだけでなく、ブラッシングのスキルも低下します。そのため、口腔管理をセルフケアのみにゆだねることはできず、定期健診時のプロフェッショナルケアが必須です。さらに、ブラッシングスキルの変化に対応した、日常生活で取り入れやすいセルフケアの提案を行っていく必要があります。

これらのことから根面う蝕のハイリスク者では、定期健診の中断が歯の喪失のもっとも高いリスクになると言えます。そのため、高齢者の方々が一生涯楽しく定期健診を継続しやすい診療室づくりをつねに心がけていくことも、根面う蝕の予防を成功させるうえで重要になります。

3 根面う蝕予防のためのセルフケア

根面う蝕は、歯冠部う蝕と同様に、砂糖などの低分子糖質の頻回摂取等の食生活習慣により影響を受けます[10]。しかしながら、高齢者にとってこれまで長く続けてきた習慣を変えるのは容易ではありません。また、手指の機能低下などから、ブラッシングスキルも低下します。そのため高齢者に対するセルフケア支援では、高齢者の方々が、日常生活に無理なく取り入れやすい方法の提案を行っていくことが大切です。たとえ年齢が同じでも個人差が大きく、全身状態や口腔内状態がまったく異なります。したがって個人のリスクと特性にあわせたセルフケア方法の提案が求められます。

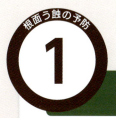

1 高濃度のフッ化物配合歯磨剤の使用

根面に限らず、う蝕予防においてもっとも重要なのはフッ化物配合歯磨剤の使用です。フッ化物配合歯磨剤はフッ化物の配合濃度が予防効果と深く関係しており、歯冠部う蝕では 1,000ppm を超える歯磨剤のフッ化物濃度が 500ppm 上昇するごとに予防効果が 6％上昇すると報告されています[11]。日本では 2017 年 3 月に、国際基準（ISO）と同様にフッ化物濃度 1,500ppm を上限とした歯磨剤が承認されました。根面う蝕の予防においてもフッ化物濃度が重要で、上限濃度に近いフッ化物を配合した歯磨剤の使用が推奨されます。

しかしながら根面う蝕の予防には、1,500ppm では不十分なこともあります。海外ではフッ化物濃度が 1,500ppm を超える歯磨剤も積極的に利用されており、根面う蝕ハイリスク者には 5,000ppm 程度のさらに高濃度のフッ化物配合歯磨剤の使用が試みられ、成果をあげています[3]。残念ながら現時点では、国内では 1,500ppm を超える歯磨剤は市販されていませんが、今後、国内での市販が待望されます。

なお、露出根面は歯冠部のエナメル質よりも硬度が低いため、歯磨剤を使用することで歯質が摩耗し、歯の寿命を短くしてしまうと懸念されることがあります。しかし市販されている歯磨剤に対しては、象牙質の摩耗性についての安全性基準が定められており、適正な使用であれば、露出象牙質であっても安心して使用することができます。もし根面にブラッシングによる摩耗が認められるようであれば、過剰なブラッシング力、硬い毛の歯ブラシの使用、酸性食品の頻回摂取など、その他の要因により引き起こされた可能性が考えられるので、原因を確認したうえでアドバイスするようにします。

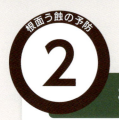

根面う蝕の予防

2 根面う蝕予防のための歯ブラシの選択

選択❶ 歯面に合わせて上手にブラッシングができる人

歯根面は自浄作用が及びにくくプラークが沈着しやすいため、根面う蝕の予防にはていねいなブラッシングが必要です。歯ブラシの植毛が3列程度で、ヘッドの幅の狭い歯ブラシの方が歯間に届きやすいでしょう（**図8**）。

選択❷ ブラッシングテクニックの習得が困難な人

歯根面に毛先を当てて磨くようにブラッシング指導をしても、ブラッシングストロークが安定しないために歯根面がうまく磨けず磨き残しが多い場合には、ヘッドの幅の広い歯ブラシを使用した方がブラッシングストロークが安定し、歯ブラシの毛も歯頸部に届きやすくなります。そのため高齢者などにおいてブラッシングテクニックの習得が困難な場合には、ヘッドが大きめで幅の広い歯ブラシの使用が推奨されます（**図9**）。

選択❸ 隣接面のブラッシングが困難な人

隣接面部の露出根面に磨き残しが多い場合には、複数の種類の毛を用いた複合植毛のハイブリッドタイプの歯ブラシを使用するのもよいでしょう（**図10**）。

選択❹ ブラッシング力が強すぎる人

ブラッシング力が強すぎるなどの理由で歯肉が傷ついていたり、露出根面に摩耗が認められる場合には、歯ブラシヘッドの脇の部分の毛が少し短く、ヘッドの長軸方向から見てドーム状になった歯ブラシにすることで、ブラッシング力の応力集中の緩和ができます（**図11**）。

図8 小型でシンプルなタイプの歯ブラシ

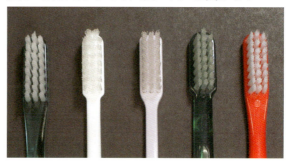

図9 ヘッドの幅が広めの歯ブラシ

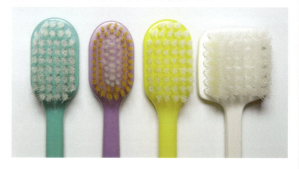

図10 複合植毛の歯ブラシ（ハイブリッドタイプ）

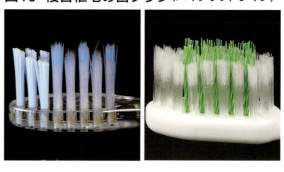

図11 ドーム状の歯ブラシ

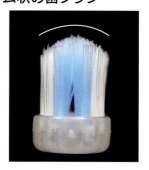

3 根面う蝕予防のためのブラッシング法

歯根面の清掃には、歯ブラシを歯面に対して垂直に当てるスクラッビング法か、歯根側に45度に傾けて当てるバス法が適しています（図12）。バス法は、頬舌面は歯ブラシが届きやすいですが、歯間部に毛先が届きにくいことがあります。そのような場合には、歯ブラシの毛先を垂直よりも、やや歯冠側に向けて、歯ブラシの毛を歯肉に沿わせて歯間に挿入するように当てると、毛先が隣接面に届きやすくなります（図13）。

また、歯の欠損部位の隣在歯では、歯ブラシを欠損部位のある面から当てるようにします。特に、孤立歯は頬舌面および近遠心面の4面から歯ブラシを当てます（図14）。

ブラッシング時には必ずフッ化物配合歯磨剤を使用するようにします。フッ化物配合歯磨剤を使用しないと、う蝕予防効果を得るのが難しくなります。また、歯磨剤はブラッシング時の歯肉の損傷を防ぐはたらきがあります。特に、歯根や歯肉に過剰な力がかかりやすい場合には、粘性が高めの歯磨剤を使用するといいでしょう。

図12　頬舌面の効果的な磨き方

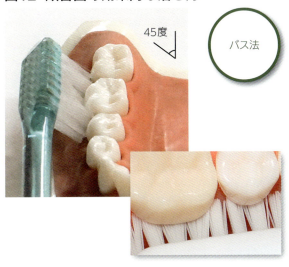

バス法

図13　歯間部の効果的な磨き方

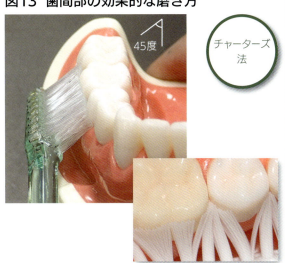

チャーターズ法

図14　孤立歯の磨き方

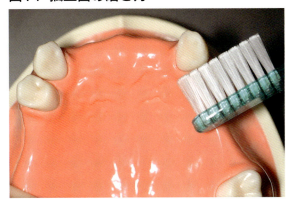
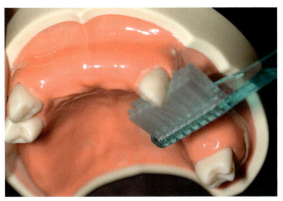

欠損歯列では、欠損部の側の隣接面にも毛先が届くように歯ブラシを当てる。孤立歯では頬舌面だけでなく、近遠心面にも毛先を届かせるように4面から磨く。

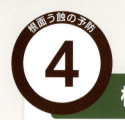

4 根面う蝕予防のための歯間清掃用具の使用法

　歯肉が退縮し、根面が露出した隣接面の清掃には、デンタルフロスよりも歯間ブラシが適しています。歯間ブラシは歯間に軽い力で挿入できる程度の大きさのものを選択します。歯間空隙の大きさに合ったものを使用することが重要です。特にテーパータイプの歯間ブラシでは、歯間に容易に挿入できる大きさであってもブラシの根元付近を使用して清掃した際に過剰な力がかかりやすくなることがあるので、注意する必要があります**（図15、16）**。同じ口腔内でも、歯間によって空隙の大きさが違う場合には、各部位の大きさに合わせて、複数の大きさの歯間ブラシを使用することが望ましいです。しかしそれが困難な場合には、歯間ブラシによる為害作用を避けるために、歯間ブラシを使用する空隙の中でもっとも小さい部位に合わせて選択します。

　歯間ブラシは歯肉に沿わせて、歯肉側から歯間に挿入し、近遠心面のそれぞれの頬側と舌側の4歯面に分けて清掃するようにします**（図17）**。特に、歯間空隙の大きさに比べて小さな歯間ブラシを使用する際には、ブラシを歯面にしっかりと沿わせるように清掃します。歯間ブラシを使用する際にも、ブラシにフッ化物配合歯磨剤をつけてう蝕予防を図るとともに、粘性のある歯磨剤を使用することにより、歯肉の損傷を防ぐはたらきがあります。

　歯間ブラシの使用自体が困難な場合には、歯間到達性が高い歯ブラシ**（110ページ図10参照）** などで対応するようにします。

図15　歯間ブラシのブラシ部の形状

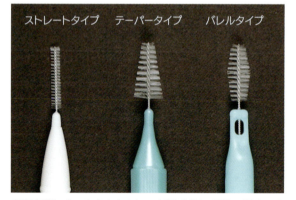

歯間空隙に合った大きさのものを選ぶ（軽い抵抗で挿入できるもの）。毛丈が部位によって異なる場合には、もっとも太い部分でかかる荷重に配慮してブラシの太さを選択する。

図16　歯間ブラシの曲げ方

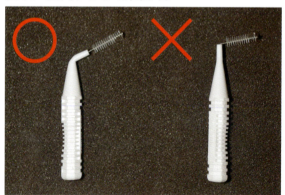

曲げて使う場合、ワイヤーの根元を曲げるとワイヤーが折れやすい。プラスチック部分を曲げて使用する。

図17　歯間ブラシの使い方

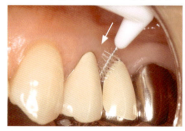

歯頸部方向から歯間方向に向けて歯肉に沿って挿入する。

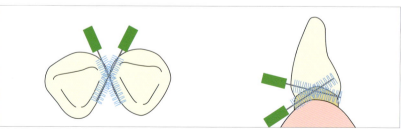

上下左右にずらして頬舌側の近心と遠心のそれぞれの歯面を清掃する（参考文献12より引用改変）。

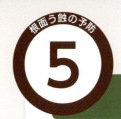

5 フッ化物洗口

　フッ化物洗口は、根面う蝕のリスク部位に対して歯ブラシでフッ化物配合歯磨剤を届けなくても、口をゆすぐだけで口の中にフッ化物をいきわたらせられるメリットがあります。そのため、手指の機能低下によりブラッシングが十分にできない方であっても、誤飲等せずに洗口ができれば、効果的に利用することができます。

　フッ化物洗口剤は、1日に1回、就寝前に使用します。10ml程度を口に含み、30秒間ブクブクうがいをします。洗口液を吐き出したら、その後は水での洗口などはしないようにします。毎日法では洗口液のフッ化物濃度は250ppm（0.05%NaF）のものを使用しますが、十分な効果が得られないハイリスク者の場合には、900ppm（0.2%NaF）の使用を推奨する報告もあります[6]。

〈参考文献〉

1. Richards D. Fluoride has a beneficial effect on root caries. Evid Based Dent 2009；10(1)：12.
2. Wierichs RJ, Meyer-Lueckel H. Systematic review on noninvasive treatment of root caries lesions. J Dent Res 2015；94(2)：261-271.
3. Ekstrand KR, Poulsen JE, Hede B, Twetman S, Qvist V, Ellwood RP. A randomized clinical trial of the anti-caries efficacy of 5,000 compared to 1,450 ppm fluoridated toothpaste on root caries lesions in elderly disabled nursing home residents. Caries Res 2013；47(5)：391-398.
4. Weyant RJ, Tracy SL, Anselmo TT, Beltrán-Aguilar ED, Donly KJ, Frese WA, Hujoel PP, Iafolla T, Kohn W, Kumar J, Levy SM, Tinanoff N, Wright JT, Zero D, Aravamudhan K, Frantsve-Hawley J, Meyer DM; American Dental Association Council on Scientific Affairs Expert Panel on Topical Fluoride Caries Preventive Agents. Topical fluoride for caries prevention: executive summary of the updated clinical recommendations and supporting systematic review. J Am Dent Assoc 2013；144(11)：1279-1291.
5. Gluzman R, Katz RV, Frey BJ, McGowan R. Prevention of root caries: a literature review of primary and secondary preventive agents. Spec Care Dentist 2013；33(3)：133-140.
6. Petersson LG. The role of fluoride in the preventive management of dentin hypersensitivity and root caries. Clin Oral Investig 2013；17 Suppl 1：S63-71.
7. Ritter AV. The efficacy of fluoride on root caries progression may be dose-dependent. J Evid Based Dent Pract 2013；13(4)：177-179.
8. Rosenblatt A, Stamford TC, Niederman R. Silver diamine fluoride: a caries "silver-fluoride bullet". J Dent Res 2009；88(2)：116-125.
9. Wallace MC, Retief DH, Bradley EL. The 48-month increment of root caries in an urban population of older adults participating in a preventive dental program. J Public Health Dent 1993；53(3)：133-137.
10. Kaye EK, Heaton B, Sohn W, Rich SE, Spiro A 3rd, Garcia RI. The Dietary Approaches to Stop Hypertension Diet and New and Recurrent Root Caries Events in Men. J Am Geriatr Soc 2015；63(9)：1812-1819.
11. Fluorides and oral health. Report of a WHO Expert Committee on Oral Health Status and Fluoride Use. World Health Organ Tech Rep Ser 1994；846：1-37.
12. 深井浩一. 歯間ブラシの臨床科学. 歯科ジャーナル 1997；39(6)：767-776.

---

column　　　　　　　　　　　　　　　　　　　　　　　　　（遠藤眞美・日本大学松戸歯学部障害者歯科学講座）

要介護高齢者にもフッ化物配合歯磨剤を活用しよう！

　寝たきりの要介護高齢者のう蝕の管理について相談されることが増えています。フッ化物配合歯磨剤の使用をお勧めするのですが、要介護者に歯磨剤が使用できることに驚かれたり、使用を躊躇されたりすることがあります。本書で示すように、根面う蝕の予防にフッ化物の応用は欠かせません。特に要介護高齢者の場合、服用薬による唾液分泌低下や長時間の開口によって唾液が過蒸散しやすく（34ページ参照）、唾液による緩衝能を期待することが難しいので、日常的に応用できる予防法が重要なのは言うまでもありません。そこで、いつでも簡単に使用できるフッ化物配合歯磨剤が重要となるわけです。歯磨剤を使用しない理由として誤嚥を心配をされているようですが、拭ったり吸引したりする対応で十分です。

　う蝕予防の他に要介護者への歯磨剤の応用には、メリットがたくさんあります。第一に歯磨剤を使用しないと、歯ブラシの毛先と歯肉が触れ合うときに痛みを感じたり、傷がつきやすくなります。要介護者では介護者による仕上げ磨きが基本となり、磨いているときの圧力は介助者次第になります。多くの要介護者が痛みを伝えることができないので、我慢している場合が多いと予想でき、歯磨剤を使用することで擦過傷や疼痛予防を図ります。また、口臭予防や味覚・嗅覚の刺激によって嚥下促通や唾液分泌などの効果もあり、口腔機能の維持・向上にも重要な役割を果たしていると考えられます。

[監修者紹介]

杉原直樹　Naoki Sugihara

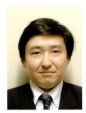

1987年	東京歯科大学卒業
1987年	東京歯科大学大学院入学（口腔衛生学専攻）
1992年	東京歯科大学大学院修了（衛生学専攻）、博士（歯学）号取得
1992年	東京歯科大学衛生学講座助手
1993年	東京歯科大学衛生学講座講師
2006年	米国ミシガン大学歯学部留学
2010年	東京歯科大学衛生学講座准教授
2014年	東京歯科大学衛生学講座主任教授

現在
日本口腔衛生学会代議員・指導医・認定医、日本老年歯科医学会評議員・指導医・認定医

高柳篤史　Atsushi Takayanagi

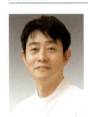

1989年	東京歯科大学卒業
1989年	作間歯科医院（川崎市）勤務
1992年	東京歯科大学大学院入学（衛生学）
1996年	東京歯科大学大学院修了（衛生学専攻）、博士（歯学）号取得
1996年	東京歯科大学衛生学講座研究助手
1997年	東京歯科大学口腔科学センターP.F.
1998年	高柳歯科医院勤務

現在
日本口腔衛生学会代議員、高柳歯科医院（埼玉県・幸手市）副院長、スタディーグループはみがき学の会代表、東京歯科大学衛生学講座客員准教授、日本大学松戸歯学部兼任講師

[著者紹介]

石原和幸　Kazuyuki Ishihara

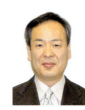

1985年	東京歯科大学卒業
1989年	東京歯科大学大学院歯学研究科修了（微生物学専攻）
1989年	歯学博士号取得
1989年	東京歯科大学微生物学講座助手
1992年	米国テキサス大学Postdoctoral fellow
1993年	米国ニューヨーク州立大学バッファロー校 Postdoctoral fellow
1994年	東京歯科大学微生物学講座講師
2001年	東京歯科大学微生物学講座助教授
2008年	東京歯科大学微生物学講座教授

現在
日本歯周病学会理事、Japanese Association for Dental Research理事、歯科基礎医学会代議員、日本細菌学会評議員

遠藤眞美　Mami Endoh

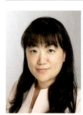

2001年	日本大学松戸歯学部卒業
2005年	日本大学松戸歯学研究科修了
2005年	日本大学松戸歯学部障害者歯科学講座助手
2010年	九州歯科大学生体機能制御学講座老年障害者歯科（旧：摂食機能リハビリテーション）学分野助教
2016年	日本大学松戸歯学部障害者歯科学講座専任講師

現在
日本障害者歯科学会代議員・認定医・指導医・専門医、日本摂食リハビリテーション学会摂食嚥下認定士、日本口腔衛生学会認定医、日本老年医学会認定医、日本代替・補完医療学会補完代替医療学識医（学識歯科医）、日本口腔内科学会代議員、日本口腔ケア学会評議員、歯科保健医療国際協力協議会理事

大鶴 洋　Hiroshi Otsuru

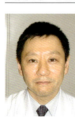

1985年	東京歯科大学卒業
1985年	東京歯科大学口腔外科学第一講座特別研究生
1988年	国立病院機構東京医療センター（旧：国立東京第二病院）非常勤歯科医師
1989年	国立東京第二病院後期研修医
1992年	国立東京第二病院歯科医員
2001年	国立病院機構東京医療センター歯科口腔外科医長

現在
日本口腔外科学会専門医・指導医、がん治療認定医機構認定医（歯科口腔外科）、日本口腔腫瘍学会口腔がん診療ガイドライン策定委員

久保至誠　Shisei Kubo

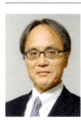

1981年	東京医科歯科大学歯学部卒業
1981年	長崎大学歯学部創設準備室助手
1982年	長崎大学歯学部歯科保存学第一講座助手
1988年	歯学博士号取得
1988年	長崎大学歯学部附属病院第一保存科講師
1990年	ドイツ・アーヘン大学歯学部海外研修
2000年	オーストラリア・メルボルン大学歯学部文部省海外研究開発動向調査
2002年	長崎大学歯学部附属病院初期治療部助教授
2011年	長崎大学病院医療教育開発センター准教授
2018年	長崎大学大学院医歯薬学総合研究科保存修復学部門准教授

現在
日本歯科保存学会専門医・指導医

(50音順・敬称略)

佐藤秀一　Shuichi Sato

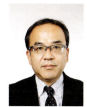

1988年　日本大学歯学部卒業
2004年　日本大学専任講師
2006年　米国ミシガン大学留学
2013年　日本大学准教授
2015年　日本大学歯学部歯科保存学第Ⅲ講座教授

現在
日本歯周病学会理事・専門医・指導医、日本歯科保存学会理事・専門医・指導医

見明康雄　Yasuo Miake

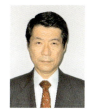

1978年　東京歯科大学卒業
1978年　東京歯科大学大学院歯学研究科入学(病理学・口腔病理学専攻)
1982年　東京歯科大学大学院歯学研究科修了(病理学・口腔病理学専攻)、歯学博士号取得
1982年　東京歯科大学病理学第一講座講師
1989年　米国Forsyth Dental Center Visiting Scientist
1991年　東京歯科大学病理学講座助教授
1993年　東京歯科大学組織・発生学講座(旧:東京歯科大学口腔超微構造学講座)准教授

現在
東京歯科大学学会評議員、歯科基礎医学会代議員、硬組織再生生物学会理事・論文賞委員長

鈴木誠太郎　Seitarou Suzuki

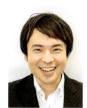

2014年　東京歯科大学卒業
2015年　東京歯科大学水道橋病院臨床研修プログラム修了
2015年　東京歯科大学大学院歯学研究科入学
　　　　(衛生学専攻)

現在
日本口腔衛生学会会員、日本公衆衛生学会会員、日本老年歯科医学会会員、IADR会員

宮崎真至　Masashi Miyazaki

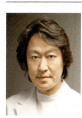

1987年　日本大学歯学部卒業
1991年　日本大学大学院修了、博士(歯学)号取得
1991年　日本大学歯学部保存学教室修復学講座助手
1994年　米国インディアナ州立大学歯学部留学
2003年　日本大学講師
2005年　日本大学歯学部保存学教室修復学講座教授
2015年　日本大学付属歯科病院病院長

現在
日本歯科保存学会専門医・指導医、日本接着歯学会認定医、日本歯科審美学会認定医

福島正義　Masayoshi Fukushima

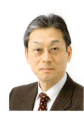

1978年　新潟大学歯学部卒業
1982年　新潟大学大学院歯学研究科修了(歯科保存学専攻)、歯学博士号取得
1982年　新潟大学助手・歯学部附属病院第一保存科
1985年　米国インディアナ大学歯学部客員研究員
　　　　(歯科材料学)
1986年　新潟大学講師・歯学部附属病院第一保存科
2001年　新潟大学助教授・歯学部附属病院総合診療部
2004年　新潟大学医歯学系教授・歯学部口腔生命福祉学科
2010年　新潟大学医歯学系教授・大学院医歯学総合研究科口腔保健学分野
2018年　昭和村国民健康保険診療所(福島県・大沼郡)歯科長

現在
日本老年歯科医学会終身認定医・終身指導医、日本歯科保存学会専門医・指導医、日本接着歯学会終身認定医、日本歯科理工学会DMSA、日本歯科審美学会認定医

桃井保子　Yasuko Momoi

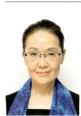

1976年　鶴見大学歯学部卒業
1976年　鶴見大学歯学部第一歯科保存学教室助手
1983年　鶴見大学歯学部第一歯科保存学教室講師
1991年　英国ニューキャッスル大学歯科材料科学部門研究員
1993年　ISO/TC106日本委員
2003年　鶴見大学歯学部保存修復学講座教授
2007年　う蝕治療ガイドライン作成小委員会委員長
2010年　日本歯科医師会材料・器械規格委員
2011年　厚生労働省医療機器・体外診断薬部会委員
2012年　日本接着歯学会会長

現在
日本歯科保存学会専門医・指導医、日本接着歯学会終身認定医

[協力]

佐藤涼一　Ryouichi Sato

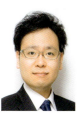

2012年　東京歯科大学卒業
2012年　東京歯科大学千葉病院臨床研修歯科医
2013年　東京歯科大学大学院歯学研究科入学
　　　　(衛生学専攻)
2017年　東京歯科大学大学院歯学研究科修了
　　　　(衛生学専攻)、博士(歯学)号取得
2017年　東京歯科大学衛生学講座助教

現在
日本口腔衛生学会会員、日本老年歯科医学会会員

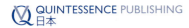

「サイエンス」×「超高齢社会」で紐解く
根面う蝕の臨床戦略

2018年5月10日　第1版第1刷発行

監　　著	杉原直樹 / 高柳篤史
著　　者	石原和幸 / 遠藤眞美 / 大鶴　洋 / 久保至誠 / 佐藤秀一 / 鈴木誠太郎 / 福島正義 / 見明康雄 / 宮崎真至 / 桃井保子
発 行 人	北峯康充
発 行 所	クインテッセンス出版株式会社 東京都文京区本郷3丁目2番6号　〒113-0033 クイントハウスビル　電話(03)5842-2270(代表) 　　　　　　　　　　　　　(03)5842-2272(営業部) 　　　　　　　　　　　　　(03)5842-2276(編集部) web page address　http://www.quint-j.co.jp/
印刷・製本	サン美術印刷株式会社

Ⓒ2018　クインテッセンス出版株式会社　　　　禁無断転載・複写
Printed in Japan　　　　　　　　　　　　　　　落丁本・乱丁本はお取り替えします
ISBN978-4-7812-0618-9　C3047　　　　　　　定価はカバーに表示してあります